Énergie & Sérénité

Wend-Uwe Boeckh-Behrens

Musculation

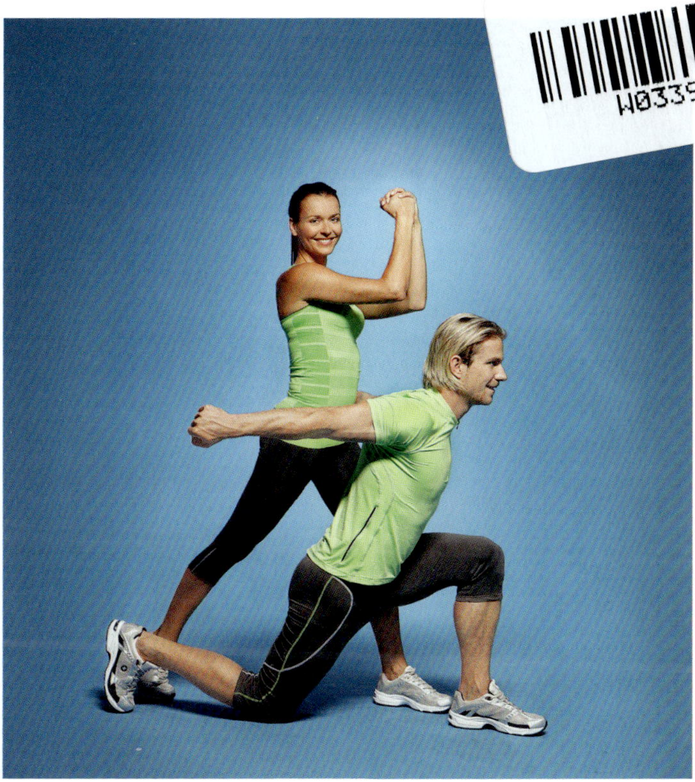

- Une méthode sans matériel
- Une efficacité maximale en un temps record
- Un coach personnel grâce au DVD inclus

VIGOT

MAXXF : UNE FORCE MAXIMALE EN UN TEMPS RECORD

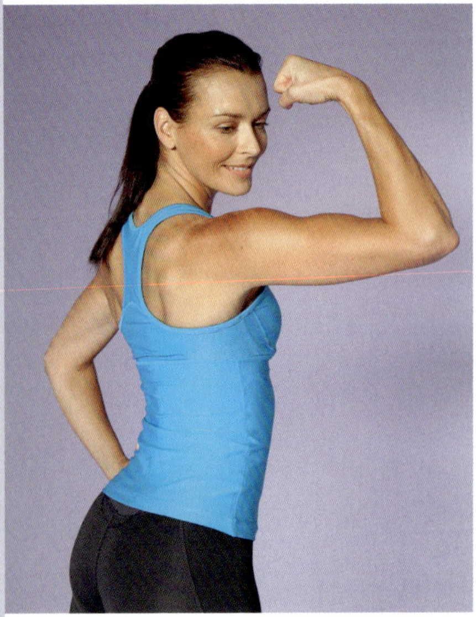

LES EXERCICES DE MUSCULATION ET D'ÉTIREMENT MAXXF

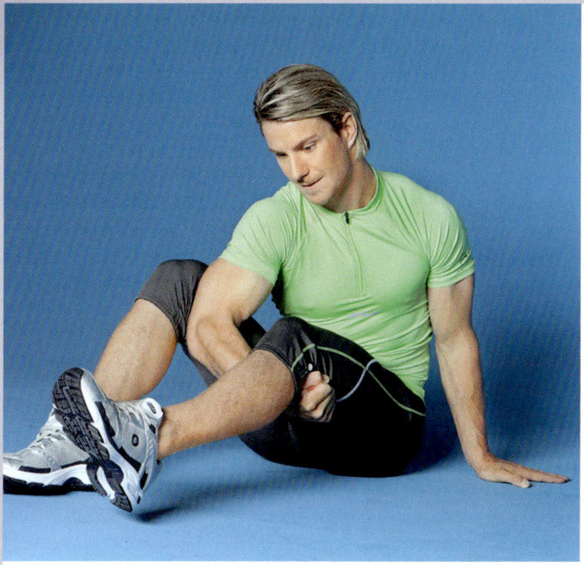

PROGRAMMES ET TESTS – LES CLÉS DE LA RÉUSSITE

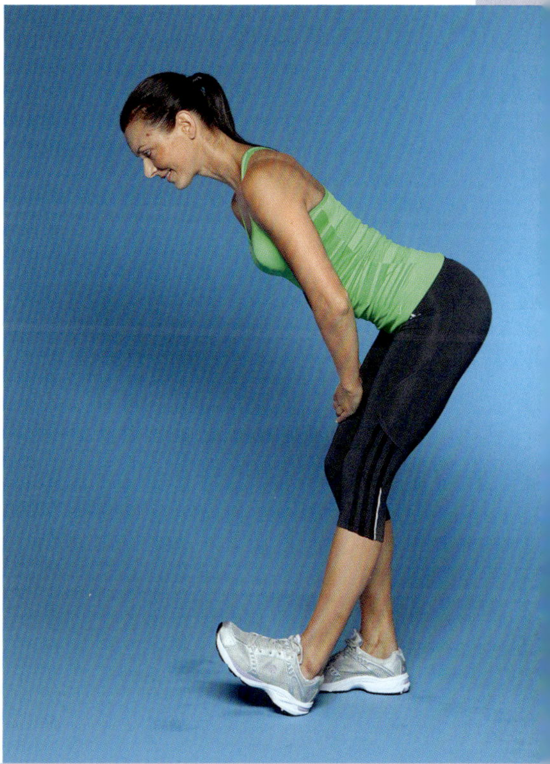

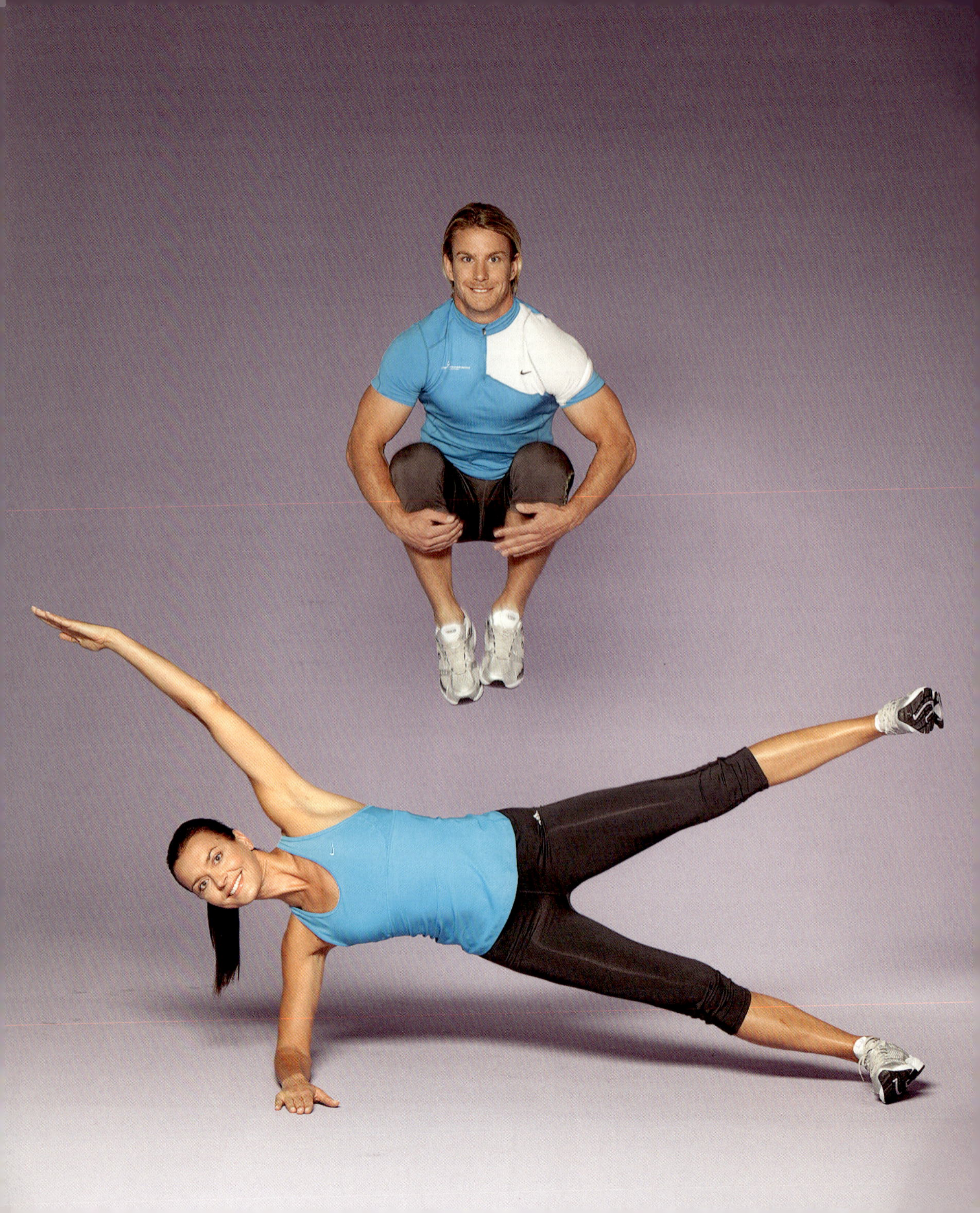

MAXXF : UNE FORCE MAXIMALE EN UN TEMPS RECORD

Une méthode, beaucoup d'effets : avec le programme maxxF, vous allez développer votre force, améliorer votre santé et redessiner votre silhouette. Résultat ? Un rayonnement et une confiance en vous renforcés. Les douleurs physiques en prendront aussi pour leur grade, et la bonne humeur ne sera pas en reste. Et tout cela sans la moindre machine. La méthode maxxF est la plus efficace au monde : deux séances d'entraînement hebdomadaires suffisent !

LE MEILLEUR PROGRAMME DE MUSCULATION

La méthode maxxF est un programme d'exercices de renforcement musculaire et d'étirement développés scientifiquement. Conçus pour être réalisés sans appareil, ils forment la méthode de musculation la plus efficace au monde et permettent d'obtenir d'excellents résultats, même avec un programme d'entraînement court.

La méthode maxxF est le fruit de 15 années de recherche appliquée. Dans le cadre du projet de recherche « Optimisation du travail de renforcement musculaire » mené à l'université de Bayreuth, en Allemagne, les meilleurs exercices sans appareillage ont été élaborés. Les chercheurs se sont attachés non pas à la performance, mais aux aspects fitness et santé. Contrairement aux pratiquants de sports de performance, les adeptes du fitness, groupe hétérogène, poursuivent principalement des objectifs tels que l'esthétique, l'amincissement, la réduction des douleurs physiques et l'amélioration de la qualité de vie. Les exercices et les méthodes d'entraînement doivent donc pouvoir s'adapter à la diversité de leurs conditions et capacités. C'est exactement ce que maxxF propose : un résultat optimal allié à une grande souplesse – un programme pour chacun.

UNE SÉLECTION DES MEILLEURS EXERCICES

L'un des axes essentiels du programme de recherche a porté sur l'élaboration des exercices les plus efficaces pour toutes les zones du corps. Pour chaque muscle, les meilleurs exercices ont été comparés au moyen de mesures électromyographiques, c'est-à-dire que l'on a mesuré l'activité électrique du muscle sollicité par chaque exercice. Un classement des différents exercices en fonction de leur efficacité a ainsi pu être établi : le meilleur exercice sans appareil de chaque catégorie a alors été intégré au programme – le meilleur et rien que le meilleur.
Certains exercices sont totalement inédits et ont été développés afin d'atteindre un niveau d'efficacité inégalé à ce jour. C'est le cas par exemple du relevé du buste sur le dos (pages 38-39), de la flexion du biceps contre

la résistance de la jambe (pages 44-45) et de l'abduction du bras contre la résistance de la jambe (pages 48-49). Ces trois nouveaux exercices se sont révélés plus intensifs et plus efficaces dans le travail des groupes musculaires concernés que tout autre exercice, y compris les exercices avec appareils et machines.

Le programme a par ailleurs été complété avec des exercices d'étirement qui, selon les dernières études, contribuent eux aussi au renforcement musculaire (à partir de la page 18).

LES ATOUTS DU PROGRAMME MAXXF

Vivre, c'est s'adapter en permanence à l'environnement et au mode de vie. « *Use it or loose it* », « Qui n'avance pas recule » : ces expressions ne cessent d'être confirmées de façon éclatante par des études émanant des disciplines scientifiques les plus diverses. Toutes nos capacités physiques, intellectuelles, émotionnelles et sociales

QUE VEUT DIRE MAXXF ?

Le nom de la méthode « maxxF », mise au point en Allemagne, symbolise l'expression maximale des cinq « F » : Forme, Efficacité, Force, Flexibilité, Joie (« *Freude* » en allemand).

Forme maximale : l'association du travail musculaire à un programme d'étirement intensif permet un développement optimal de la force, mais aussi de la mobilité.

Efficacité maximale et force maximale : nos études ont montré que les programmes d'entraînement basés sur notre méthode sont très efficaces, quelle que soit leur durée. Ainsi, un entraînement très réduit, par exemple un programme de 3 minutes composé de trois exercices seulement, permet d'obtenir un renforcement musculaire important.

Flexibilité maximale : ce programme est très souple. Tous les exercices peuvent être réalisés par des femmes et des hommes de tout âge, qu'ils soient débutants, confirmés ou athlètes, selon l'intensité souhaitée, en tout lieu, sans appareil ni équipement spécial, dans le cadre de séances de 5 à 30 minutes, seul, à deux, en petits ou en grands groupes.

Joie maximale : le programme exerce également une influence positive sur le psychisme. La réussite est source de motivation, et les progrès rapides et visibles renforcent ce sentiment de joie. Après une séance d'entraînement, on se sent tout simplement mieux. Un entraînement régulier renforcera votre confiance en vous, car vous vous prouverez que vous pouvez réussir ce que vous avez entrepris, que vous prenez votre vie en main et que vous ne vous laissez pas contrôler par des forces extérieures.

doivent être utilisées régulièrement tout au long de la vie (« *use it* »). C'est la condition *sine qua non* pour un corps sans douleur, performant, beau et dynamique – et qui le reste. Si vous n'utilisez pas vos capacités de manière appropriée et dans la durée, votre système se met au diapason : il baisse de régime (« *loose it* »). Diminution des performances physiques et intellectuelles, affaiblissement du pouvoir de séduction, amour-propre et confiance en soi en berne, mais aussi surpoids, diabète, hypertension, artériosclérose, dépression, angoisse, stress et recul insidieux de la qualité de vie : telles peuvent en être les conséquences fâcheuses.

Vous pouvez développer vos capacités quelle que soit votre forme actuelle. Ne laissez aucune chance à cette spirale descendante, ni maintenant, ni dans dix ans. Appuyez-vous sur ce programme véritablement polyvalent, capable de briser et d'inverser le cercle vicieux – pour une vie pleinement vécue. Découvrons à présent les nombreux effets positifs de notre méthode d'entraînement.

Un corps plus séduisant et mieux galbé

La musculature est l'un des plus importants composants de notre corps – et est aussi malheureusement l'un des plus négligés, à l'instar du système cardiovasculaire. Sans des muscles bien dessinés, notre corps manque de galbe. Il est mou et peu attirant. Seuls vos muscles vous permettront de modeler votre silhouette à votre guise. Un travail musculaire constitue donc « l'opération de chirurgie esthétique » naturelle la plus efficace, sans effet secondaire, cicatrice ou risque.
Le travail musculaire permet d'éliminer la masse graisseuse et de raffermir la peau, celle-ci produisant une plus grande quantité de tissu conjonctif à effet stabilisateur.
Ultra-performant, le programme maxxF vous amène au top niveau.

Les femmes et la musculation

Beaucoup de femmes nourrissent une relation ambivalente avec leurs muscles. Elles craignent souvent qu'un développement musculaire trop important ne leur donne une apparence masculine. Cette inquiétude est infondée. Avec un travail musculaire régulier, la prise de muscles reste modérée chez la majorité des femmes, car celles-ci ont un taux de testostérone beaucoup moins élevé que les hommes. Et la testostérone sert – entre autres – au développement musculaire. C'est donc une musculature trop faible que les femmes devraient redouter, car elle est synonyme de corps mou et flasque. Beaucoup de femmes pensent aussi qu'elles ne parviendront jamais à avoir la silhouette de leur rêve, et certainement pas grâce à la musculation. Pourtant, l'adaptation biologique du corps à la stimulation de l'exercice fonctionne chez tous les individus – parfois plus vite, parfois plus lentement. Seul le travail musculaire active vos muscles de telle manière que votre corps est mieux galbé, votre posture améliorée. Il vous rend plus séduisante, plus fière et plus sûre de vous. Les muscles sont les meilleurs alliés minceur, et la musculation est et reste la méthode la plus efficace pour se forger une silhouette de rêve.

Musculation et poids

Contrairement à la graisse, le muscle est une substance très active sur le plan métabolique, qui brûle des calories 24 heures sur 24, sans interruption. Conclusion : plus vous êtes musclé, plus votre métabolisme de base est élevé, plus vous pouvez perdre facilement du poids et maintenir votre poids idéal.
L'activité physique seule ne permet pas de perdre du poids. Pour un succès à long terme, elle doit être combinée à un rééquilibrage alimentaire : vous devez consommer moins de calories que vous n'en dépensez.
La clé du succès pour des jolies formes et un poids idéal est donc la suivante : un rééquilibrage alimentaire durable (de préférence pour toute la vie) sur le plan quantitatif (moins manger) et qualitatif (plus sainement), accompagné d'un travail musculaire intensif régulier, doublé si possible de la pratique d'un sport d'endurance. Adoptez une alimentation moins calorique, moins riche en glucides et plus riche en protéines.

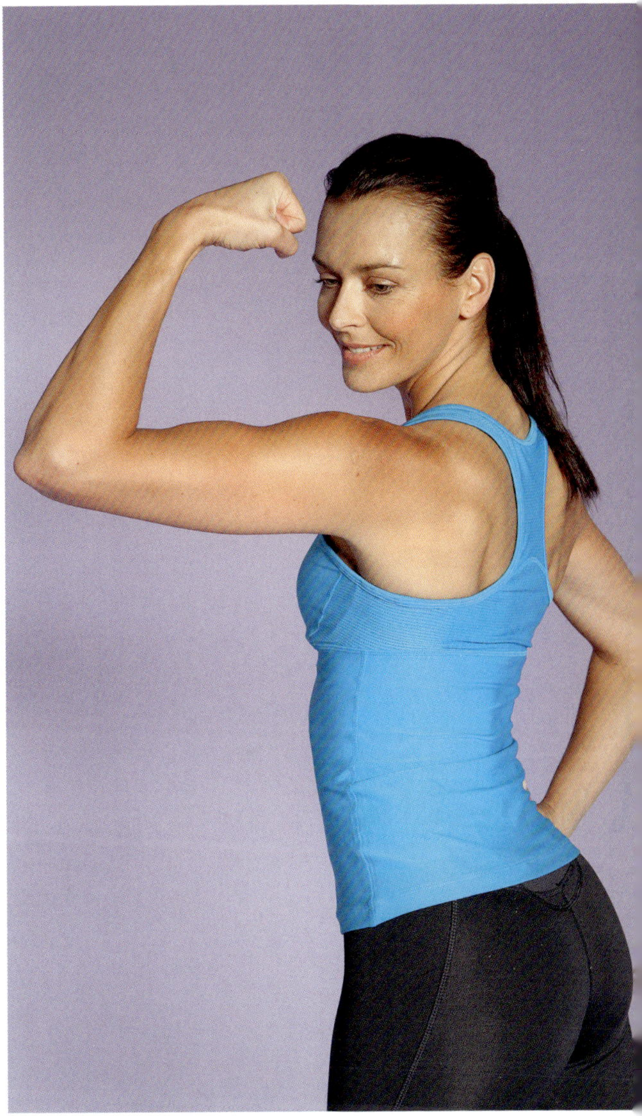

Muscles et beauté féminine font bon ménage.

Pour les personnes ayant un poids insuffisant, la musculation est également le meilleur moyen d'atteindre un poids de santé. Dans ce cas, elle doit être couplée à une alimentation hypercalorique.

Prévention des douleurs et rééducation

Les muscles sont à la fois le moteur qui fait bouger nos articulations et l'armure qui les protège. À ce titre, les possibilités offertes par un travail musculaire régulier sur le plan de la prévention et de la rééducation sont extrêmement variées : prévention et traitement des douleurs dorsales, des déficiences posturales, de l'ostéoporose et de l'arthrose, prévention ou réduction des affections liées au surpoids, de l'hypertension, de l'insulinorésistance et du diabète sucré. L'exercice intense permet également de combattre le syndrome de l'hyperactivité (TDAH), la dépression, le stress, le *burn out* et certaines maladies neurodégénératives.

Plus de force au quotidien

Le programme maxxF sollicite tous les groupes musculaires – l'ensemble de votre corps développe ainsi une force complète optimale. De plus, cette méthode préserve et améliore la performance et la résistance des tendons, ligaments, cartilages, os et articulations. En augmentant votre force par un travail régulier, vous supportez plus facilement les sollicitations quotidiennes, par exemple monter des escaliers ou porter des charges. La perte de force musculaire due à l'âge est fortement ralentie, ce qui limite grandement le risque de chute. Notre programme contribue au maintien de l'autonomie des seniors et accélère le rétablissement après les périodes de convalescence faisant suite à une maladie ou une blessure. La pratique régulière de ce programme est donc idéale tant pour le bien-être quotidien que sur le plan sportif.

Un cerveau en pleine forme

Les muscles ne se contentent pas de mettre en branle notre appareil locomoteur. Les neuroscientifiques ont découvert que le cerveau réagit à l'exercice comme un muscle. En cas d'inactivité prolongée, les muscles et le cerveau fondent et perdent beaucoup de leurs capacités. À l'inverse, l'activité physique les développe et les rend plus performants. L'irrigation du cerveau et, avec elle, son métabolisme sont nettement améliorés par l'exercice. Celui-ci entraîne notamment la libération d'un plus grand nombre de neurotransmetteurs, qui renforcent beaucoup de fonctions cérébrales : ils stimulent la formation de nouvelles cellules et connexions nerveuses, améliorant ainsi la plasticité et la performance du cerveau. Ces effets de l'activité physique sont peut-être plus importants que les avantages évidents que celle-ci procure au reste du corps, car ils concernent l'ensemble de l'organisme. L'exercice stimule la capacité d'apprentissage, la concentration et l'attention : plus leur niveau de forme est élevé, meilleures sont les performances scolaires des enfants. Ce rapport de cause à effet, démontré par plusieurs études, s'applique également aux adultes.

Un cerveau qui vieillit bien

Comme évoqué précédemment, l'activité physique est très efficace dans l'atténuation de bon nombre de conséquences du vieillissement. Cela vaut aussi bien pour le corps que pour le cerveau – une découverte scientifique relativement récente. L'exercice est le meilleur moyen pour prévenir et retarder les modifications cérébrales inhérentes à l'avancée en âge. L'activité physique devrait donc constituer à l'avenir une mesure importante, sinon la plus importante, de prévention et de traitement de ces troubles.

L'activité physique maintient aussi bien notre forme physique qu'intellectuelle, tout en améliorant notre moral et notre bien-être.

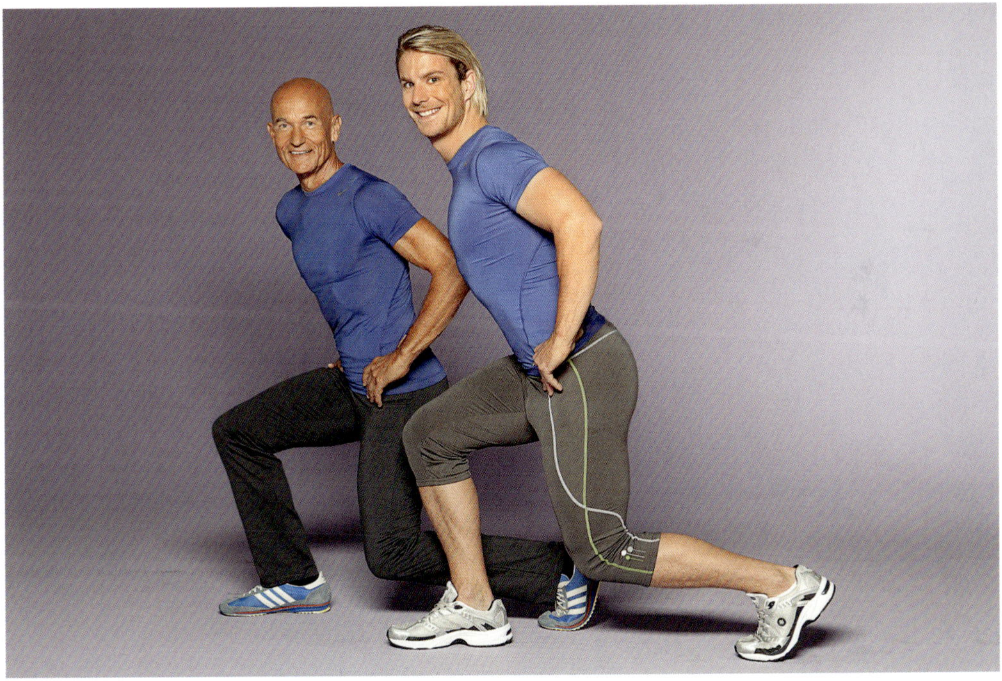

LA MÉTHODE D'ENTRAÎNEMENT MAXXF

Outre le choix des meilleurs exercices, ce sont certaines spécificités de cette méthode qui en explique l'efficacité redoutable. Découvrez dans les pages suivantes les règles à respecter pour obtenir des résultats optimaux.

Dans le cadre de notre programme, il ne faut pas plus de 14 exercices de musculation, combinés avec les exercices d'étirement adéquats, pour travailler tous les grands groupes musculaires – tout cela sans appareil. Seuls le corps et la force musculaire sont utilisés comme résistance.

L'INTENSITÉ

L'intensité de l'entraînement exerce une incidence décisive sur l'efficacité du programme. Ce dernier met tout en œuvre pour optimiser l'intensité et l'efficacité du travail musculaire. Nous vous conseillons de vous familiariser avec ces différents aspects avant de les appliquer à vos séances.

Taille et poids

Plus vous êtes grand et lourd, plus la résistance contre laquelle vous devrez travailler pendant les exercices sera élevée. Aussi vous faudra-t-il généralement commencer par les variantes faciles ou intermédiaires des exercices, même si vous êtes déjà bien entraîné.

Variantes des exercices

Chaque exercice est proposé avec plusieurs degrés d'intensité : très facile, facile, intermédiaire, difficile et, dans certains cas, très difficile. De cette manière, vous pouvez décider vous-même de l'intensité de l'entraînement : du travail en douceur jusqu'à la sollicitation musculaire maximale. Pour optimiser les effets de l'entraînement, il est conseillé de toujours choisir la variante que vous êtes capable d'exécuter correctement (actuellement). Si vous constatez que le muscle sollicité fatigue au cours d'une série et que vous avez du mal à exécuter la variante choisie, réduisez la résistance en passant à la variante de niveau inférieur. Vous pouvez répéter cette « rétrogradation » de la résistance plusieurs fois au cours d'une même série. Ce principe consistant à commencer avec la résistance que l'on maîtrise correctement et à réduire cette dernière tout au long des répétitions est l'une des clés de l'efficacité de notre méthode.

LA BONNE EXÉCUTION DES EXERCICES

L'efficacité des exercices est conditionnée par leur bonne exécution. Prenez le temps d'acquérir les postures correctes et l'enchaînement des mouvements.

SPÉCIFICITÉS DE L'EXÉCUTION

La façon dont les exercices sont exécutés offre de formidables possibilités d'optimisation. Des études ont montré que l'utilisation de la force excentrique, les contractions finales, les mouvements intermédiaires et les exercices statiques renforcent l'efficacité du travail de manière décisive.

Dans l'exercice de flexion du biceps, le bras freine le mouvement vers le bas de la jambe, faisant ainsi appel à la force excentrique du muscle.

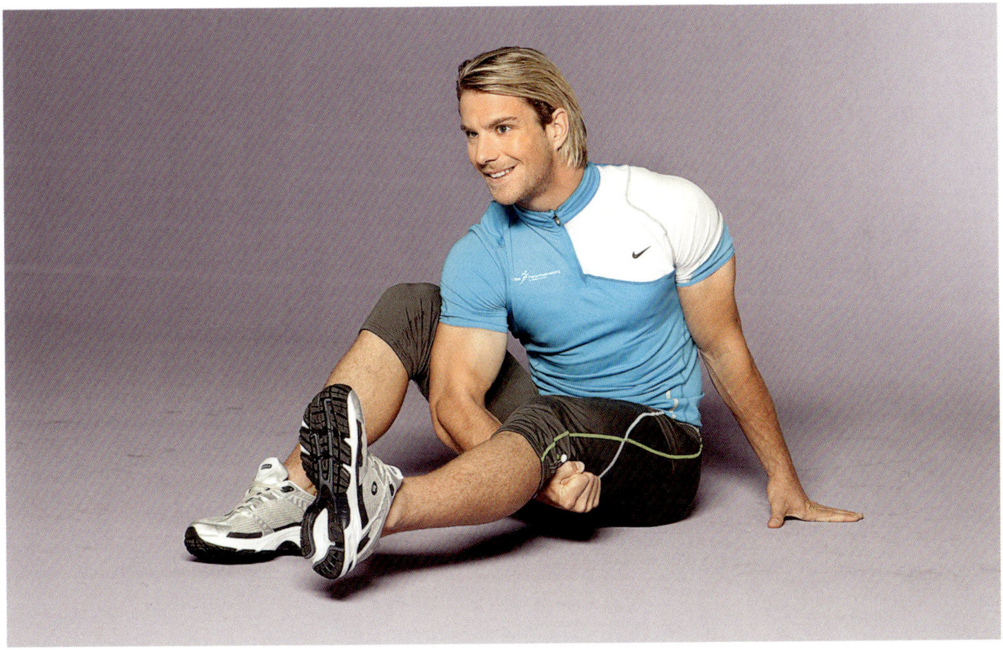

Force excentrique

Lors des mouvements négatifs, maxxF utilise la force excentrique, avec laquelle le muscle s'allonge : par exemple, dans la flexion du biceps contre la résistance de la jambe (pages 44-45). Il peut alors développer en moyenne 30 % de force de plus qu'avec un mouvement positif accompagné d'une contraction musculaire concentrique, lors de laquelle les muscles se raccourcissent, comme quand on soulève un haltère vers le haut. Également utilisée, la force maximale statique (constante), qui entraîne une contraction musculaire isométrique – c'est-à-dire que la longueur du muscle sollicité ne change pas –, se situe entre les valeurs de la force excentrique et de la force concentrique. Ne vous inquiétez pas si cela vous semble trop théorique pour le moment : tout deviendra beaucoup plus clair pendant les exercices.

Mouvements intermédiaires

Une amplitude de mouvement complète comprend des séquences de mouvement avec une tension musculaire faible, moyenne et élevée. Le travail sera plus efficace si vous évitez les séquences impliquant une tension musculaire faible pour vous concentrer sur celles entraînant une tension musculaire élevée. Ces amplitudes de mouvement limitées, appelées mouvements intermédiaires, sont par exemple mises en œuvre dans la bicyclette bras tendus (pages 30-31) et le relevé du buste (pages 38-39), l'accent étant placé sur l'intensité.

Contractions finales

Dans beaucoup d'exercices, les meilleurs résultats sont obtenus grâce aux contractions finales – la tension maximale possible est renforcée par de petites impulsions supplémentaires. Des mesures électro-myographiques ont montré que les tensions musculaires les plus élevées interviennent lorsque le muscle est raccourci à son maximum, c'est-à-dire au moment de la contraction finale. Des études spécialisées ont en outre révélé que c'est en insistant sur les contractions finales que l'on parvenait à atteindre le développement musculaire le plus important. Plusieurs exercices ne prévoient que les contractions finales, la position initiale ne permettant qu'un minimum de mouvements, comme le relevé des cuisses (pages 32-33) ou le fly inversé (pages 34-35).

Étirements finaux

Pour les étirements (à partir de la page 18), les étirements finaux sont l'équivalent des contractions finales. Dans la dernière phase de l'étirement, la tension est renforcée par des impulsions supplémentaires. Ces étirements intensifs permettent un développement musculaire important, tout en améliorant la mobilité.

UTILISER LA RESPIRATION

La respiration joue un rôle déterminant, aussi bien pour le renforcement que pour l'étirement. Vous devez expirer à chaque effort, par exemple lorsque vous tendez les bras pendant les tractions. Vous devez inspirer lors du relâchement, par exemple en pliant les bras pendant les tractions. L'expiration doit également être appuyée au moment de la phase intensive d'un étirement. Elle favorise la détente du muscle et soutient l'étirement.

Exercices statiques

Dans les exercices statiques, dans le cadre desquels (presque !) aucun mouvement n'est effectué, on exécute des contractions isométriques maximales, s'appuyant le plus souvent sur des contractions finales, ce qui renforce l'intensité du travail. Cette méthode efficace est notamment mise en pratique dans : gainage latéral (pages 40-41), variantes intensives du relevé des cuisses (pages 32-33), relevé du bassin (pages 52-53).

ORDRE DES EXERCICES

L'ordre d'exécution des exercices a, lui aussi, une influence décisive sur les résultats. Tous les programmes présentés dans ce livre et sur le DVD respectent les principes suivants.

Supersérie

Une supersérie consiste à faire suivre une série sur un muscle (agoniste) par une série sur le muscle opposé (antagoniste). Dans le programme, un exercice du biceps est par exemple suivi d'un exercice de travail du triceps. Le principe de la supersérie permet une détente active du muscle précédemment sollicité – il est étiré pendant l'exercice suivant – et entraîne une irrigation intensive de toute la zone, ce qui accroît l'efficacité du travail.

Doublement efficace

Lorsque le muscle (agoniste) est renforcé, le muscle opposé (antagoniste) est automatiquement étiré. Notre programme de musculation est donc également un programme d'étirement. L'étirement est en quelque sorte un sous-produit du travail de renforcement.

Toutefois, l'étirement du muscle opposé n'est efficace que tant que le muscle agoniste se trouve en phase de contraction finale. Un programme de musculation prévoyant des contractions finales a donc un double effet : musculation intensive et étirement léger. L'intensité de l'étirement dépend en fait de la force du muscle agoniste, mais il est à peine perceptible.

DURÉE ET FRÉQUENCE DE L'ENTRAÎNEMENT

L'efficacité de ce programme est conditionnée pour une large part par la fréquence et l'intensité de l'entraînement. Les éléments suivants vous laissent une grande liberté dans l'organisation de votre programme d'entraînement personnel.

Les séries

Un enchaînement de mouvements dans un exercice, par exemple une fente avant, correspond à une « répétition ». Une suite ininterrompue de répétitions est appelée « série ». Contrairement aux programmes de musculation classiques, celui-ci ne prescrit pas un nombre défini de répétitions par série, mais une durée. Les débutants peuvent commencer avec 30 secondes. La durée normale d'une série est de 45 secondes. Les sportifs confirmés pourront aller jusqu'à 60 secondes par série. Une grosse montre avec une trotteuse bien visible ou une montre-bracelet affichant les secondes pourra vous être utile. Pendant une série, la règle d'or est la suivante : persévérer jusqu'à ce que la durée choisie soit écoulée. Si besoin, vous pouvez réduire l'intensité (page 12), mais vous ne devez en aucun cas vous arrêter avant la fin de la série.

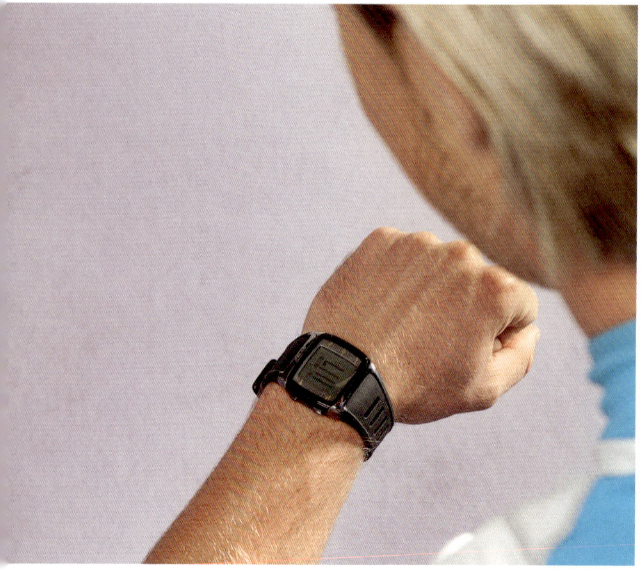

Dans le cadre de ce programme, la durée de chaque exercice joue un rôle crucial.

Une ou plusieurs séries ?

Le nombre de séries de chaque exercice par séance d'entraînement susceptible de donner les meilleurs résultats a également été étudié avec précision. Plusieurs études menées par le groupe de recherche de l'université de Bayreuth sont arrivées à ces conclusions. Un entraînement basé sur des séries uniques – c'est-à-dire que chaque exercice est exécuté une fois pendant le nombre de secondes définies – suivi deux fois par semaine pendant une période prolongée – l'étude a été menée pendant cinq mois – permet aux débutants d'obtenir un développement musculaire

optimal par rapport au temps consacré.
Un entraînement en trois séries, qui demande trois fois plus de temps et d'effort, n'entraîne qu'une augmentation minime. L'entraînement en une série représente par conséquent le meilleur rapport temps-bénéfice. Chez les personnes ayant déjà suivi un programme d'entraînement en une série pendant un à trois ans, l'entraînement en deux séries débouche sur un accroissement substantiel du développement musculaire. Ce gain, étonnamment important, n'est que très peu inférieur à celui constaté chez les débutants ayant pratiqué un entraînement en une série. Les sportifs confirmés peuvent donc tirer profit d'un entraînement en deux séries.

À quelle fréquence s'entraîner ?

Toutes les études montrent que la régularité de l'entraînement est le principal facteur de succès. Les autres facteurs, tels que l'intensité, le nombre et la durée des séries, jouent un rôle moins important. Les arrêts de plusieurs semaines provoquent une fonte rapide des muscles et des performances. Il est donc essentiel de tenir bon ! Car un entraînement maxxF en une série pratiqué régulièrement une seule fois par semaine conduit à un accroissement musculaire de 45 % en moyenne en dix semaines. Avec deux séances par semaine, l'augmentation se chiffre à 77 %. Un entraînement en une série trois fois par semaine porte ce gain à 90 %.

Précisons toutefois que chaque individu réagit différemment. De plus, les grands groupes musculaires, comme les extenseurs de la cuisse, se développent toujours plus que les petits muscles, tels que les biceps.
Le meilleur rapport temps-bénéfice a été observé chez les débutants et les personnes disposant de peu de temps sur la base de deux séances par semaine. Si vous ne pouvez vous entraîner qu'une fois par semaine, cela ne signifie pas que vos performances seront moindres, mais simplement que les résultats seront plus lents à venir.

LES CLÉS D'UN ENTRAÎNEMENT RÉUSSI

- Exécutez correctement les exercices.
- Choisissez toujours l'intensité appropriée sur le moment : commencez par la variante la plus difficile que vous êtes capable de réaliser. Si vous fatiguez, passez à une variante moins difficile.
- Concentrez-vous sur les contractions finales.
- Exécutez chaque exercice pendant 30, 45 ou 60 secondes. Les sportifs confirmés peuvent effectuer une deuxième série.
- Dans la mesure de possible, entraînez-vous deux fois par semaine.

LE PROGRAMME D'ÉTIREMENT MAXXF

Les étirements entraînent, eux aussi, un développement musculaire. Relativement récente, cette connaissance, qui a été démontrée par des études scientifiques, est ici pleinement exploitée. Les exercices d'étirement constituent un élément essentiel du programme, pour plus de mobilité, plus de développement musculaire et plus de bienfaits pour la santé.

Un programme de musculation et un programme d'étirement ne s'entravent pas l'un l'autre. Au contraire, un programme de musculation associé à un programme d'étirement intensif optimise l'impact du travail musculaire. C'est la raison pour laquelle nous proposons pour (presque) chaque muscle, outre un exercice de musculation, un exercice d'étirement adapté. Pour des raisons anatomiques, tous les muscles ne permettent pas d'obtenir un gain musculaire notable par un étirement intensif. C'est le cas des abdominaux, des muscles dorsaux, des biceps, des triceps et des deltoïdes (épaules). Pour tous ces groupes musculaires, un étirement moins intensif est plus intéressant.

À l'inverse, les grands pectoraux, les grands dorsaux, les abducteurs (face extérieure des fesses), les adducteurs (face intérieure des cuisses), les muscles de la face postérieure des cuisses, les fléchisseurs de la hanche et les mollets sont très réceptifs aux étirements intensifs. Vous trouverez toutes les informations pratiques à ce sujet dans les descriptifs des exercices (à partir de la page 30).

APPORTS DU PROGRAMME MAXXF

Les adeptes de la musculation n'apprécient pas toujours les étirements. Leur utilité est toutefois incontestée – et a été démontrée scientifiquement depuis longtemps.

Échauffement, retour au calme

Avant une séance d'entraînement, les étirements font partie de la routine d'échauffement de la plupart des sportifs. Nos programmes n'en prévoient pas pendant l'échauffement, car chaque exercice de musculation comporte un étirement du muscle antagoniste. Si vous le souhaitez, vous pouvez toutefois vous échauffer avec un programme d'étirement court (page 72), de préférences des étirements dynamiques répétés (page 20). À la fin de la séance, la récupération des muscles et la détente sont primordiales. Pour un retour au calme, nous vous conseillons les étirements statiques passifs doux ou les étirements dynamiques répétés doux (page 20).

Accroissement du développement musculaire

Un programme d'étirement intensif systématique et régulier entraîne un accroissement du développement du muscle étiré. Ce fait surprenant a été démontré par de nombreuses études. S'ils sont exécutés au début d'une séance, les étirements intensifs provoquent, eux aussi, des courbatures.
On peut donc supposer que la forte tension d'étirement qui agit sur le muscle donne les mêmes résultats qu'une forte tension de contraction (telle que pratiquée dans un exercice de musculation). Par ailleurs, les étirements intensifs développent plus la musculature des femmes que des hommes.

Amélioration de la mobilité

Il est incontestable que les étirements améliorent la mobilité des articulations. Cette amélioration est plus marquée avec les étirements intensifs qu'avec les étirements doux. Comme ils renforcent également le développement musculaire, notre programme privilégie cette méthode.

LES MÉTHODES D'ÉTIREMENT

Nous avons sélectionné les méthodes d'étirement qui ont fait leurs preuves dans les domaines du sport et de la physiothérapie tout en répondant aux objectifs de ce programme. C'est vous qui décidez de l'intensité et de la durée des étirements. Vous pouvez opter pour une tension d'étirement très légère, légère, modérément intensive, juste en dessous de la limite du supportable ou à la limite du supportable. Le critère déterminant reste au bout du compte votre jugement personnel.
Cela vaut également pour la durée des étirements. Au cours des études, la durée optimale basée sur le ressenti subjectif des sujets a été établie à 20 secondes. C'est une valeur indicative qui peut vous servir de référence pour votre programme d'étirement personnel.
Dans tous les cas, sachez qu'un muscle tendu est difficile à étirer. La détente musculaire doit passer par le contrôle de la respiration. Concentrez votre attention sur l'expiration en vous efforçant de la prolonger. Vous contribuerez ainsi de manière efficace à la détente du muscle. Nous vous présentons deux méthodes d'étirement sur les pages suivantes. Vous pourrez ajuster la méthode et l'intensité en fonction de vos objectifs.

Les étirements statiques passifs

Dans le cadre de cette méthode d'étirement très simple, la tension d'étirement est créée par la pesanteur, la propre force musculaire ou un partenaire.

La position d'étirement est maintenue statiquement, vous appuyez l'expiration et détendez le muscle étiré. Renforcez l'étirement dès que la sensation de tension faiblit. Si vous voulez aider à la récupération d'un muscle au moyen de cette méthode après l'entraînement, appliquez une tension très légère à modérément intensive selon votre ressenti propre. C'est également en fonction de ce dernier que vous déterminerez la durée des étirements pour chaque groupe musculaire, 20 secondes étant une valeur indicative.

Si vous visez une amélioration de la mobilité et un accroissement du développement musculaire, la tension musculaire ressentie doit se situer juste en dessous de la limite du supportable ou à la limite du supportable. Les impulsions d'étirement final, comparables aux contractions finales en musculation, vous permettent de créer une très forte tension d'étirement et de générer un stimulus musculaire optimal. Comme pour le développement musculaire, la durée des étirements peut être de 20 secondes environ.

LES CLÉS D'UN ÉTIREMENT RÉUSSI

- Les tensions d'étirement légères à modérément intensives contribuent uniquement à la récupération du muscle précédemment travaillé.
- Pour améliorer la mobilité ou renforcer le développement musculaire, la tension doit se situer juste à la limite du supportable.
- Vous pouvez toujours choisir entre les étirements statiques passifs et les étirements dynamiques répétés. Seule exception : pour s'échauffer, préférez les derniers.

Les étirements dynamiques répétés

Cette méthode d'étirement a été rejetée au début des années 1990, car elle était considérée comme contre-productive : on pensait qu'elle nuisait à l'efficacité de l'étirement en générant une réaction réflexe de contraction du muscle. Depuis, ces réserves ont été réfutées tant par les recherches scientifiques que par la pratique, et les étirements dynamiques répétés sont unanimement reconnus pour leur efficacité.

L'étirement est renforcé par des impulsions dynamiques répétées, comme dans l'exercice Good Morning (page 53), la limite maximale de mouvement étant sans cesse repoussée.

Si vous souhaitez simplement échauffer et

préparer les muscles avant l'entraînement, choisissez une tension musculaire ressentie légère à modérément intensive. Chaque groupe musculaire peut être étiré pendant 20 à 30 répétitions ou environ 20 secondes. Si votre objectif est d'améliorer votre mobilité et de renforcer votre développement musculaire, la tension musculaire ressentie doit se situer là encore juste en dessous de la limite du supportable ou à la limite du supportable. De même, les impulsions d'étirement supplémentaires sont ici aussi très intéressantes. La durée des étirements peut être de 20 secondes environ.

LE MIX IDÉAL

Notre programme, présenté en détail au chapitre 2 (à partir de la page 26), associe de manière optimale exercices de musculation et exercices d'étirement. Vous obtiendrez donc d'excellents résultats en suivant les conseils prodigués. Dans certains cas, l'exercice de musculation n'est pas complété par un exercice d'étirement. Comme nous l'avons déjà dit, la raison en est que les étirements intensifs n'entraînent pas un renforcement notable de tous les muscles. De plus, certains d'entre eux, par exemple les biceps, sont très rarement raccourcis. Ils ne nécessitent donc pas d'étirement.

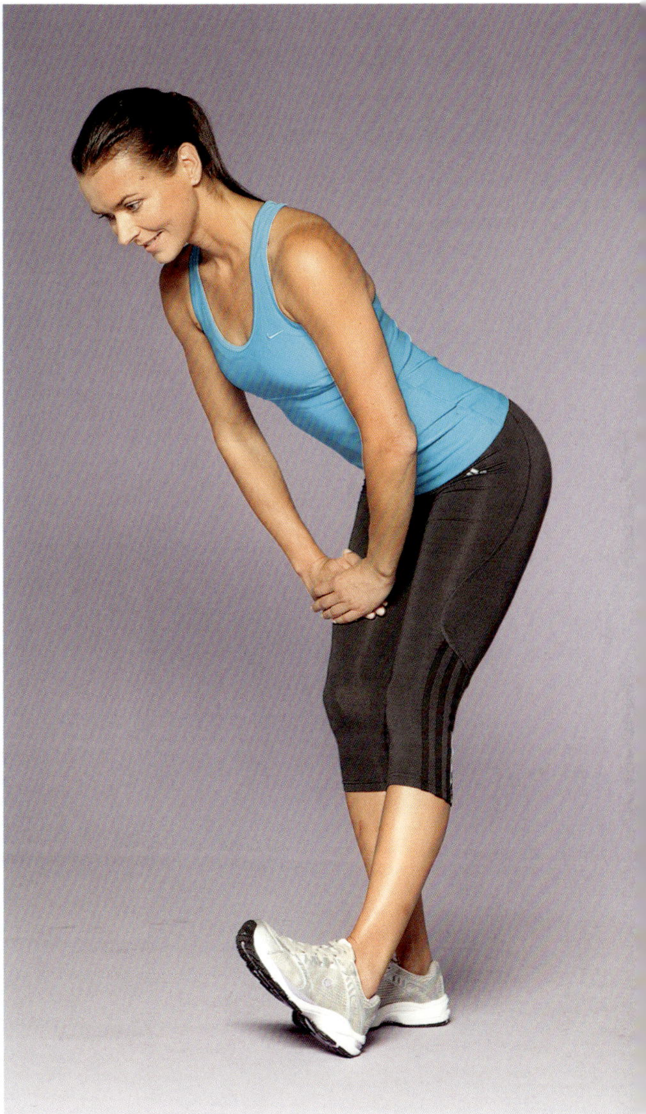

L'étirement de la face postérieure de la cuisse peut être statique passif ou dynamique.

VOTRE PROGRAMME D'ENTRAÎNEMENT MAXXF

L'un des principaux atouts de ce programme de musculation est qu'il est exigeant et récompense rapidement l'effort par son efficacité exceptionnelle. Comme il propose tous les exercices avec différents degrés d'intensité, tout le monde peut le suivre. Lisez les conseils présentés sur les pages suivantes – et lancez-vous !

CONSEILS POUR BIEN DÉMARRER

Trois conseils importants : apprenez d'abord à bien exécuter les exercices ; testez-vous au début de votre programme afin de pouvoir mesurer l'accroissement de vos performances et l'amélioration de votre silhouette. Et n'oubliez jamais de veiller à votre santé.

Exécuter correctement les exercices

Avec les descriptifs des exercices et les photos du livre complétés par le DVD, vous n'aurez aucun mal à acquérir la technique correcte. Essayez dans un premier temps la variante la plus facile. La technique d'exécution ne change guère dans les variantes plus difficiles. Mieux vous exécutez un exercice, plus son impact sera important.

Test initial

Nous vous conseillons de faire un test initial après trois ou quatre séances d'apprentissage. Établissez votre niveau actuel en effectuant les tests de force, en prenant vos mensurations ou en observant votre silhouette (à partir de la page 74). Consignez vos résultats par écrit. Lors des tests suivants – le premier après quatre semaines, puis toutes les 12 séances par exemple – vous serez étonné de la rapidité et de l'ampleur de vos progrès. Et il est bien connu qu'il n'y a rien de plus stimulant que des progrès concrets !

Votre santé avant tout

Pratiqué régulièrement, le programme maxxF vous aide à prévenir et à réduire les douleurs. Les courbatures, qui sont fréquentes au début, disparaissent rapidement et peuvent être vues comme une première étape vers l'amélioration des performances. À l'inverse, les douleurs

orthopédiques à l'entraînement sont des signaux d'alarme, que vous ne devez pas ignorer. Réduisez la sollicitation en passant à une variante plus facile. Si rien n'y fait, renoncez à l'exercice en cause.
Soyez précautionneux avec vous-même, ne vous surmenez pas, donnez à votre corps la possibilité de réagir à l'entraînement : vos performances augmenteront et vos douleurs diminueront si vous n'imposez pas de sollicitations excessives à la capacité d'adaptation de votre organisme. Les changements positifs demandent du temps. Pensez à long terme. La pratique régulière de ce programme vous offrira bien assez tôt des cadeaux inattendus.

C'EST EN FORGEANT QUE L'ON DEVIENT FORGERON

Élaboré avec le plus grand soin, le programme maxxF est plus efficace que tout autre. Peu de gens parviennent cependant à exécuter correctement les exercices du premier coup – mêmes les sportifs bien entraînés rencontrent parfois des difficultés. Vous aurez donc besoin d'un peu de patience pour parvenir aux niveaux d'intensité intermédiaire ou élevé. Ne soyez pas trop sévère avec vous-même. La persévérance finit toujours par payer !

La respiration joue un rôle important. Dans tous les exercices, l'expiration doit être appuyée. Expirez pendant la phase d'effort du mouvement et inspirez quand l'intensité faiblit. Ne bloquez en aucun cas votre respiration. Cela aurait pour effet de freiner le retour veineux du sang vers le cœur et d'entraîner une forte augmentation de la tension. Vous devez impérativement éviter ce risque pour votre santé.

COMMENT PROGRESSER RAPIDEMENT

Ce programme est une méthode intelligente qui donne d'excellents résultats en peu de temps. De plus, il vous laisse une grande liberté dans l'organisation de vos séances.

Contrôler l'intensité

Commencez tous les exercices par le niveau d'intensité le plus faible, qui est toujours présenté en premier dans le descriptif (chapitre 2, à partir de la page 30). De cette manière, vous vous familiariserez avec le mouvement précis et la posture. Avec le temps, vous serez capable d'exécuter les variantes plus difficiles. Dès que vous serez à l'aise avec tous les exercices, nous vous conseillons de commencer systématiquement vos séances d'entraînement avec le degré de

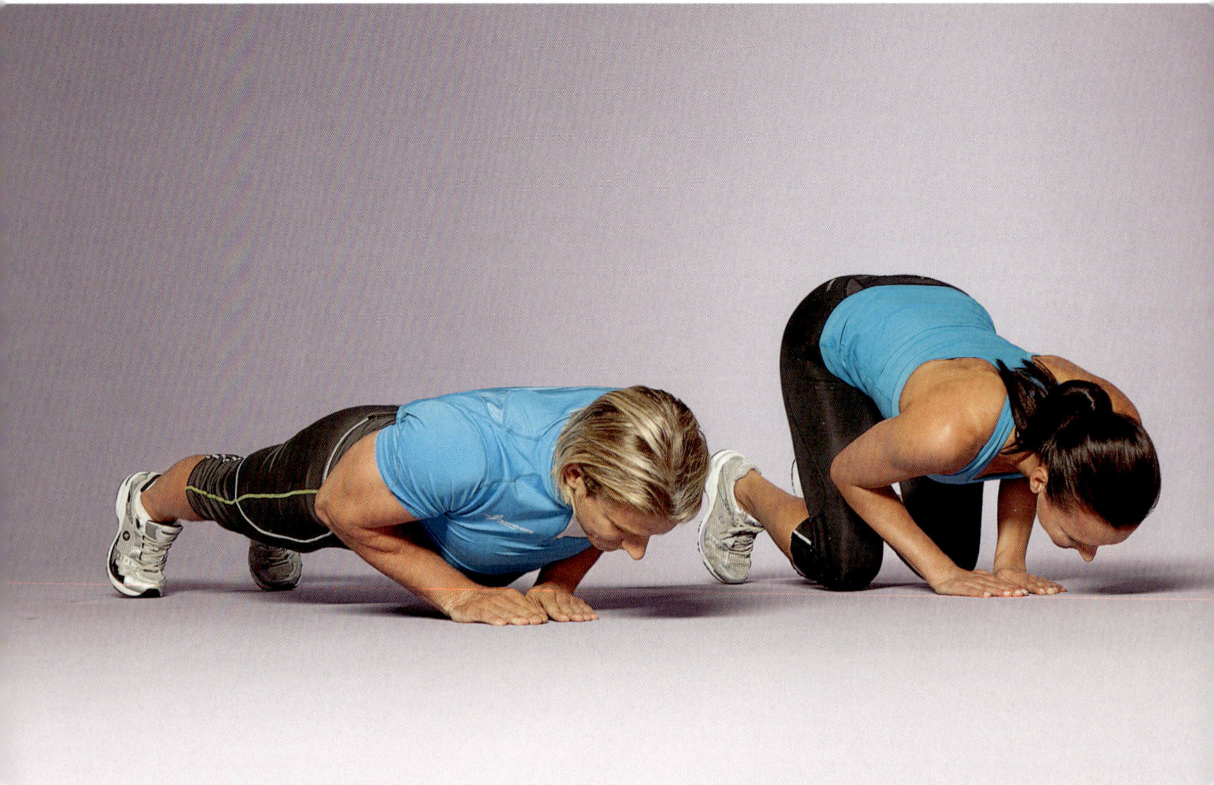

Au début, chacun est capable d'exécuter une variante différente des tractions, un exercice très difficile.

difficulté que vous maîtrisez. Si, au cours des 30, 45 ou 60 secondes de la série, vous fatiguez, passez à la variante de niveau inférieur et terminez la série.
Ce principe est parfaitement illustré par les tractions. Sur les pages 36 et 37 vous sont présentées les différentes variantes de l'exercice, de « très facile » à « très difficile ». Comme pour tous les exercices, c'est toujours la variante la plus facile qui est proposée en premier afin que vous puissiez vous y exercer.

Une fois la phase d'apprentissage passée, commencez toutes vos séances par la variante que vous êtes capable d'exécuter correctement – peut-être dans votre cas les tractions sur les genoux de niveau intermédiaire. Si les forces viennent à vous manquer, pliez les hanches et rapprochez les mains du corps. C'est déjà plus facile et vous pouvez terminer la série.
Vous êtes ainsi certain de toujours donner le meilleur de vous-même.

Se fixer des objectifs... et les atteindre

Dans le domaine de la santé et du fitness, les objectifs sont très variés : prévention et réduction des douleurs, perte de poids, élimination des graisses, amincissement ciblé, développement musculaire, amélioration des performances au quotidien, renforcement du système immunitaire – ou tout à la fois. Cela n'a rien d'utopique ! Mettez toutes les chances de votre côté avec ce programme : avec une petite dose de persévérance, vous verrez que c'est tout à fait possible.
Si vous poursuivez un objectif, procédez de manière systématique : définissez d'abord pas à pas les objectifs concernant les différents exercices, le contenu de vos séances, les méthodes et les tests. Notez vos objectifs détaillés, ainsi que la manière dont vous voulez vous entraîner : maxxF propose les exercices les plus efficaces et des programmes variés, adaptés aux besoins de chacun (à partir de la page 62). Consignez également par écrit le nombre de séances par semaine, le nombre de séries et l'intensité que vous visez. À la fin d'une période d'entraînement de trois mois par exemple, voyez où vous en êtes. Vérifiez vos progrès et fixez-vous de nouveaux objectifs – peut-être plus réalistes, peut-être plus optimistes. Petit à petit, vous améliorerez vos formes, votre endurance musculaire, votre santé, votre bien-être et, très important, votre rayonnement.

ENTRAÎNEZ-VOUS AVEC LE LIVRE ET LE DVD

Dans ce livre, vous trouverez toutes les informations nécessaires pour un entraînement réussi. À partir de la page 28, tous les exercices de musculation et d'étirement ainsi que leurs variantes sont illustrés et décrits en détail.
À partir de la page 62 vous sont présentés les programmes d'entraînement répondant à différents objectifs et adaptés à tous les emplois du temps. Enfin, à partir de la page 74, vous trouverez des tests simples qui vous permettront d'évaluer votre niveau actuel et de suivre vos progrès – pour vous motiver et, de temps à autre, vous féliciter (le plus souvent possible).
Le DVD qui accompagne ce livre présente deux programmes d'entraînement. Avant de l'utiliser, nous vous conseillons de vous familiariser avec les exercices à l'aide du livre.
Le DVD contient le programme complet de 30 minutes reprenant les 14 exercices dans les différentes variantes, ainsi qu'un programme combiné de musculation et d'étirement pour les sportifs confirmés maîtrisant les intensités plus élevées. Vous pouvez visualiser séparément les différents exercices.

Bon entraînement avec le livre et le DVD !

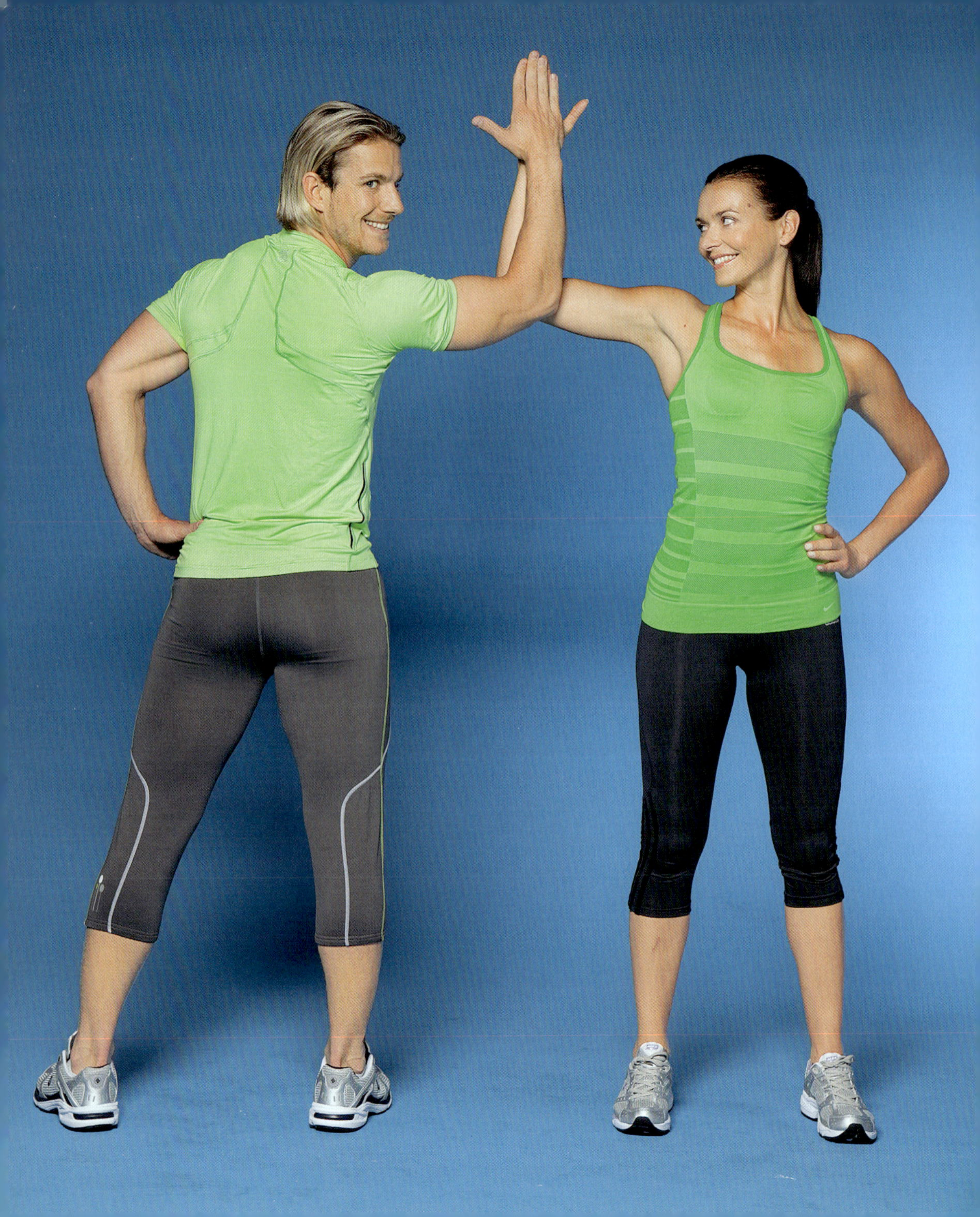

LES EXERCICES DE MUSCULATION ET D'ÉTIREMENT MAXXF

De nombreuses études scientifiques ont démontré l'efficacité du programme de musculation et de fitness maxxF. Dans ce chapitre, tous les exercices de musculation et leurs variantes sont illustrés et décrits en détail. Ils sont complétés par les exercices d'étirement correspondants. À vos tapis !

ÉCHAUFFEMENT

Pour bien commencer votre séance, nous vous proposons un petit programme d'échauffement, destiné à préparer les articulations et les muscles à la suite. Avec maxxF, trois exercices de 30 secondes chacun suffisent. Pour détendre vos muscles après un exercice, exécutez les étirements accompagnant la plupart des exercices de musculation (à partir de la page 30).

Traction sur les genoux

➤ Mettez-vous à quatre pattes, les mains posées au sol devant vous, l'une contre l'autre.

➤ Pliez les bras jusqu'à ce que votre nez touche le sol à environ 20 cm au-dessus du bout des doigts. 1

➤ Tendez complètement les bras, qui doivent rester près du corps. Expirez sur ce mouvement.

➤ Les bras sont à la verticale au-dessus des mains. Pliez-les de nouveau vers le bas.

1

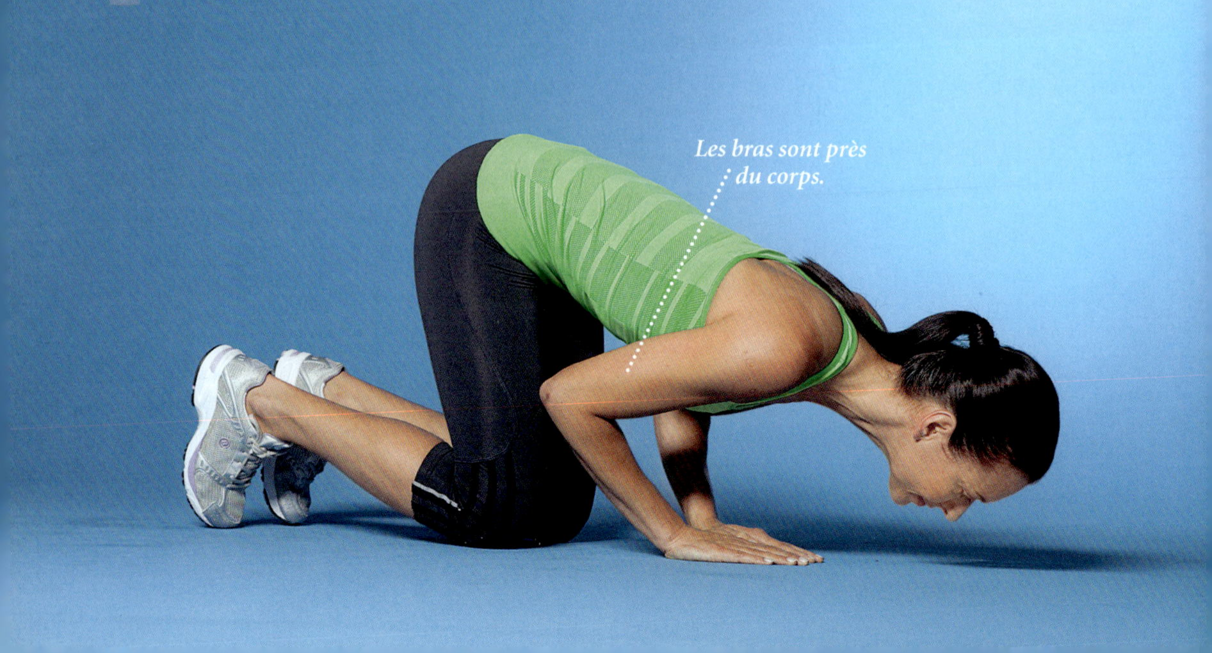

Relevé du buste

➤ Sur le dos, placez les bras pliés à 90° à côté du buste. Les mains sont dirigées vers le haut. Fléchissez légèrement les jambes, talons posés au sol.

➤ Basculez le bassin et cambrez les reins de manière que seuls les fesses, la tête, les coudes et les talons touchent le sol.

➤ Appuyez sur les coudes pour faire décoller le buste du sol. Les talons restent posés. Expirez fortement en relevant le buste. 2

➤ Abaissez le buste sans le reposer au sol et appuyez de nouveau vers le haut sur l'expiration suivante.

Flexion des genoux

➤ Mettez-vous debout, les pieds écartés un peu plus que la largeur des épaules et légèrement tournés vers l'extérieur. Répartissez le poids du corps sur les deux jambes.

➤ Pliez et tendez les deux jambes en penchant légèrement le buste vers l'avant. 3

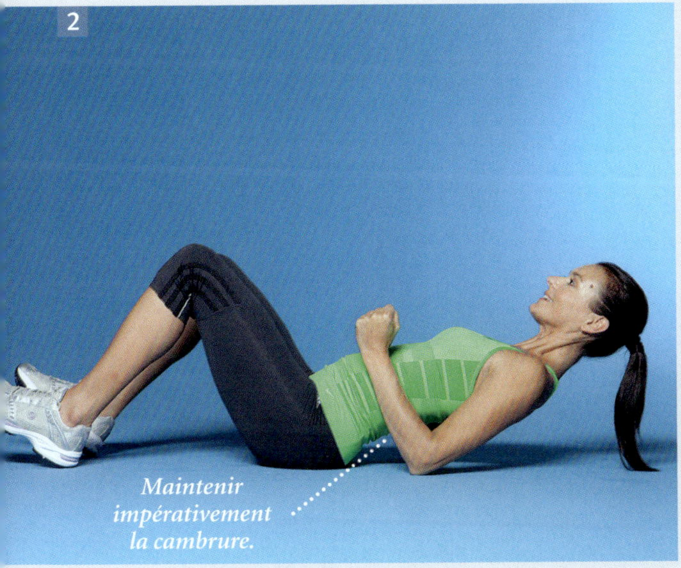

Maintenir impérativement la cambrure.

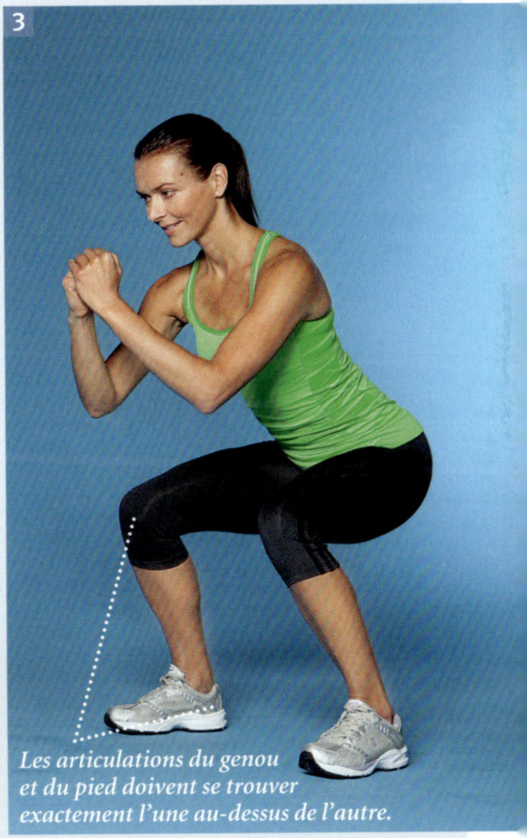

Les articulations du genou et du pied doivent se trouver exactement l'une au-dessus de l'autre.

TRAVAIL DES GRANDS GROUPES MUSCULAIRES

Les pages suivantes présentent en détail les 14 exercices de musculation du programme, qui vous permettront de solliciter et de redessiner l'ensemble des grands groupes musculaires de votre corps. Les muscles agonistes et antagonistes sont travaillés les uns après les autres. Vous pouvez choisir vous-même l'intensité du travail en vous aidant des conseils et des variantes des exercices. Enfin, des exercices d'étirement sont proposés pour chaque groupe musculaire.

Bicyclette bras tendus, facile

EFFET

• Cet exercice raffermit le ventre et renforce aussi bien les grands droits que les muscles obliques

➤ Allongé sur le dos, pliez la jambe droite contre la poitrine. Tendez le bras droit loin derrière vous. La jambe gauche reste tendue au-dessus du sol.

➤ Levez le buste jusqu'à ce que la main gauche touche la face interne du pied droit. 1

➤ Regardez vers le haut du côté du genou plié. N'abaissez pas le menton vers la poitrine pour éviter toute douleur à la nuque.

➤ Alternez lentement les jambes et les bras. Expirez en amenant le bras vers l'avant.

1

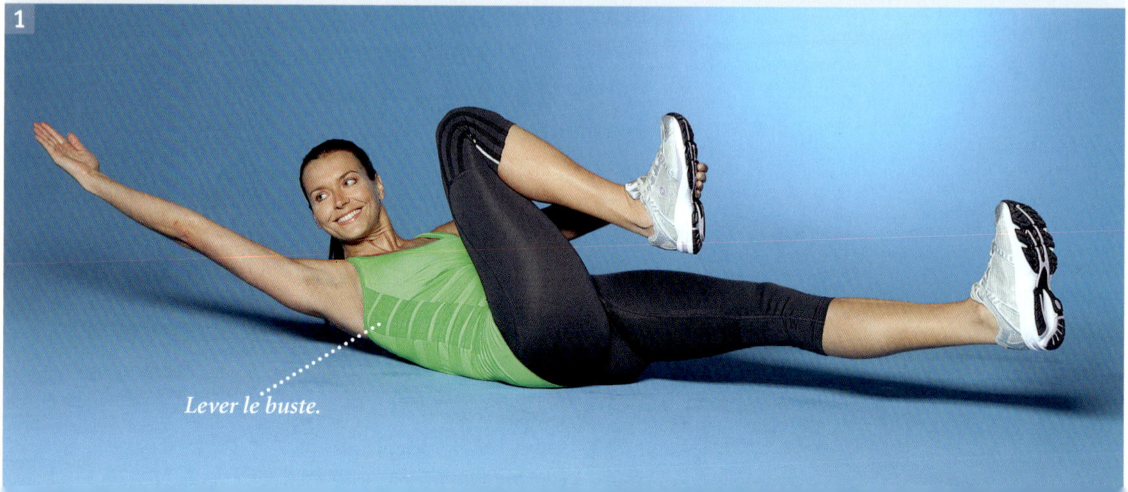

Lever le buste.

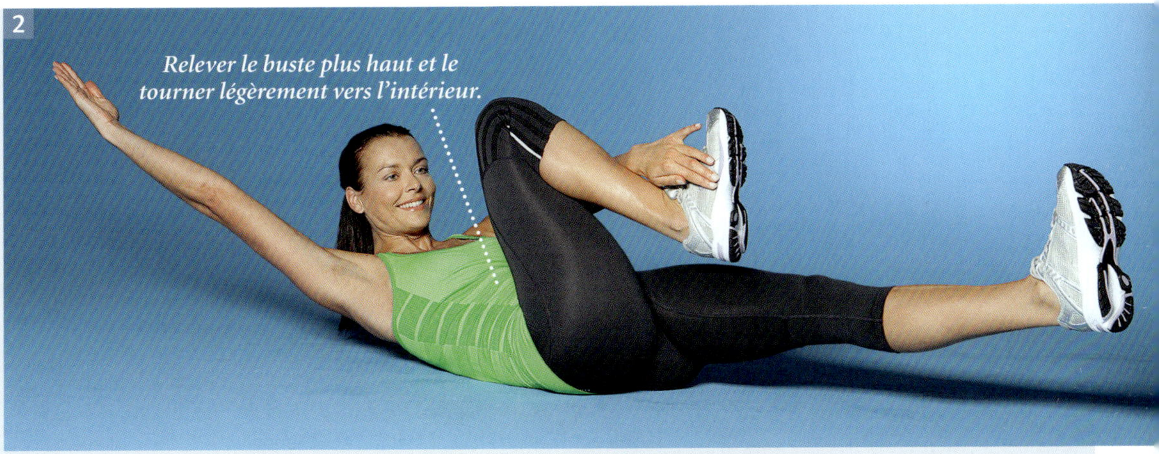

Bicyclette bras tendus, difficile

➤ Attrapez la face externe du pied avec la main. Pour y parvenir, vous devez lever le buste plus haut et le tourner légèrement. 2

VERSION INTENSIVE

Plus vous levez le buste, plus l'exercice est difficile. Si vous fatiguez, levez le buste moins haut – il est probable que vous ne parveniez plus alors à atteindre le pied avec la main.

Étirement du muscle psoas iliaque

➤ Faites une grande fente avant avec la jambe gauche. Penchez le buste le plus loin possible vers l'avant en appuyant le poids du corps sur les mains, posées l'une contre l'autre à côté la jambe gauche.

➤ Poussez la hanche de la jambe droite tendue vers le bas et sentez l'étirement au niveau de la hanche droite. 3

➤ Répétez de l'autre côté.

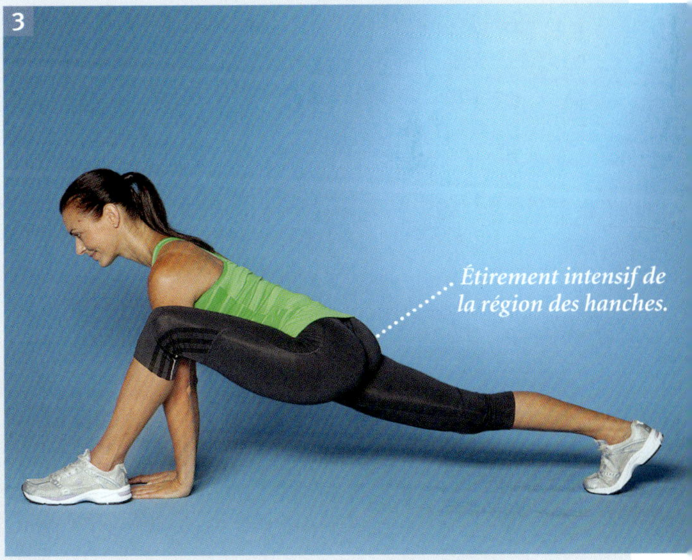

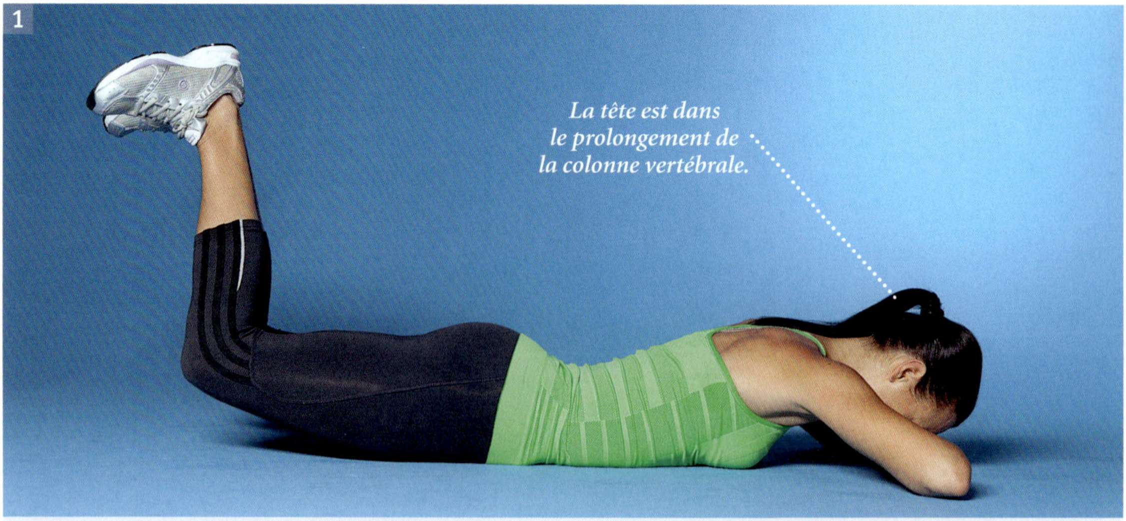
1
La tête est dans
le prolongement de
la colonne vertébrale.

Relevé des cuisses, facile

EFFETS
• Après le travail du ventre et du dos, l'exercice complexe le plus efficace pour renforcer et modeler le bas du dos et les muscles fessiers • Efficace contre les douleurs dorsales

➤ Allongez-vous sur le ventre et pliez les jambes à environ 90°.

➤ Décollez légèrement les cuisses du sol et maintenez-les dans cette position pendant toute la durée de l'exercice. Vous ne devez pas les reposer.

➤ Levez la plante des pieds à plusieurs reprises vers le haut à la verticale. 1

➤ Expirez fortement quand vous levez les jambes.

VERSION INTENSIVE

Pour un travail plus intensif, exécutez des contractions finales au moment où vos jambes atteignent la position la plus élevée. Pour un travail moins intensif, faites plusieurs répétitions, puis posez brièvement les jambes au sol.

Relevé des cuisses, difficile

➤ Fermez les jambes et levez-les le plus haut possible ou tendez-les après les avoir décollées du sol. 2

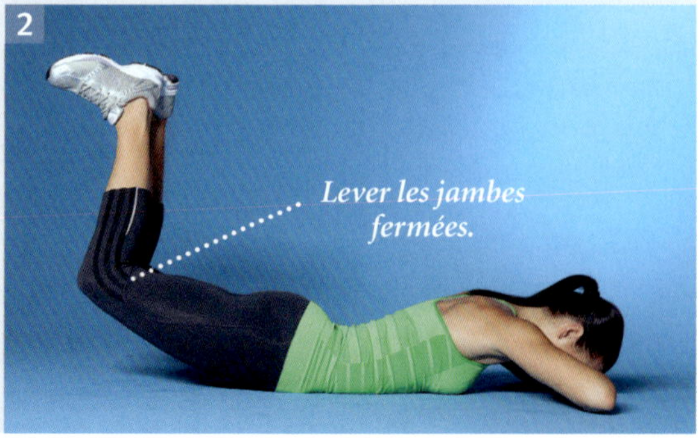
2
Lever les jambes
fermées.

3

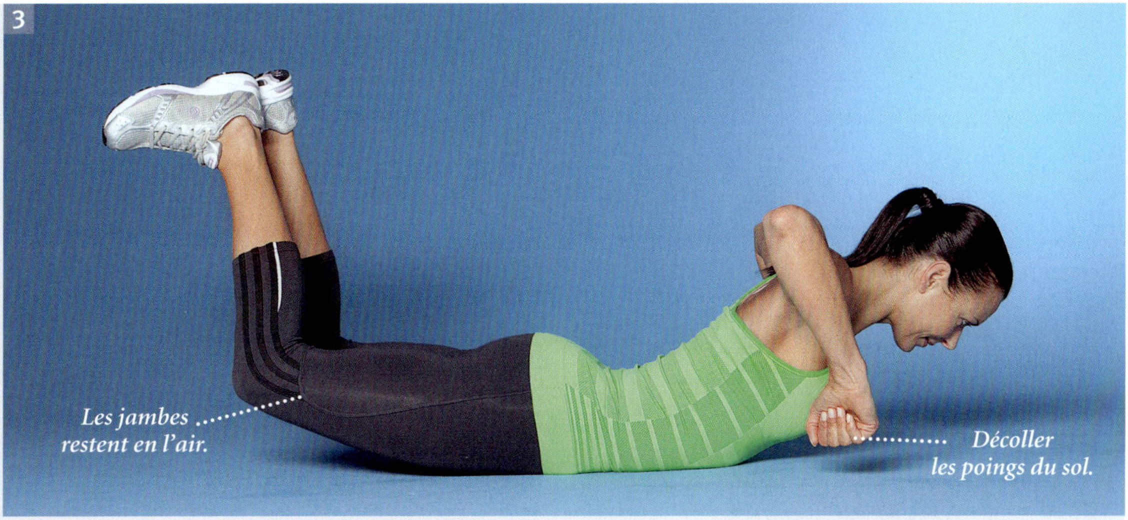
Les jambes
restent en l'air.
Décoller
les poings du sol.

Relevé des cuisses combiné au fly inversé, très difficile

➤ Travaillez le relevé des cuisses expliqué sur la page précédente.

➤ Pliez les bras à 90° et décollez-les du corps. Posez les poings au sol et tournez les paumes des mains en oblique vers l'extérieur.

➤ Levez les poings, expirez et amenez les omoplates vers la colonne vertébrale. 3

➤ Quand vous combinez le relevé des cuisses et le fly inversé, n'oubliez pas d'expirer en levant les coudes et les cuisses.

Étirement de la partie inférieure du muscle sacrospinal

➤ Assis sur le tapis, laissez tomber la tête et le buste entre les jambes ouvertes de manière relâchée et sentez la douceur de l'étirement. 4

➤ Insistez sur l'expiration et sur la pause respiratoire qui s'ensuit.

4

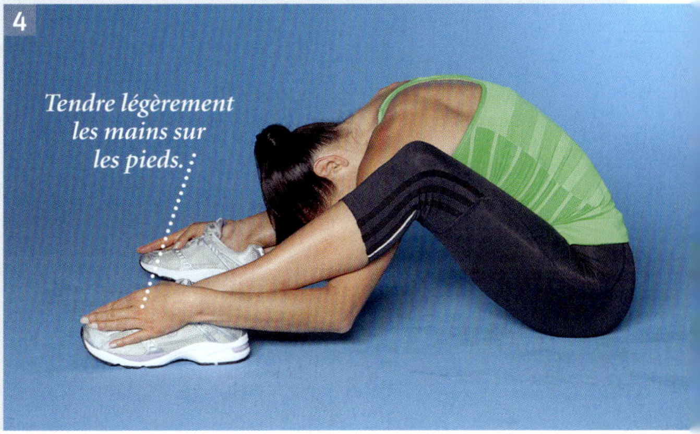
Tendre légèrement
les mains sur
les pieds.

1

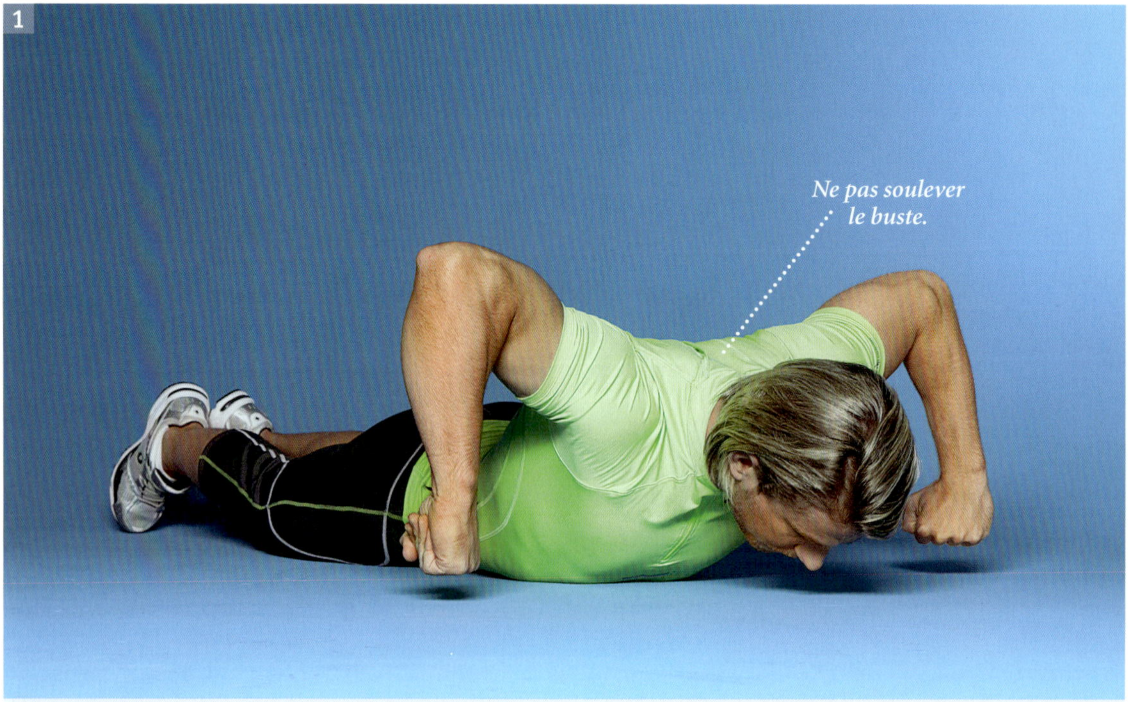

Fly inversé, court

EFFETS
• Fait travailler de manière optimale le haut du dos, souvent négligé • Améliore visiblement et très rapidement la posture et permet de lutter contre les douleurs dans la région de la nuque et dans la partie supérieure du dos, très répandues de nos jours

➤ Allongé sur le ventre, pliez les bras à 90° et décollez-les du corps. Posez les poings au sol de manière à ce que les avant-bras soient à la verticale, coudes tournés vers le haut.

➤ Tournez les paumes des mains en oblique vers l'extérieur de sorte que les pouces soient dirigés vers les hanches.

➤ Levez les poings, expirez et amenez les omoplates vers la colonne vertébrale. 1

VERSION INTENSIVE

Pour accroître l'intensité de l'exercice, exécutez des contractions finales en position haute. N'oubliez pas d'expirer à chaque fois. L'exercice sera plus facile si vous reposez brièvement les poings au sol après les avoir levés. Vous pouvez également augmenter l'angle formé par les coudes.

2

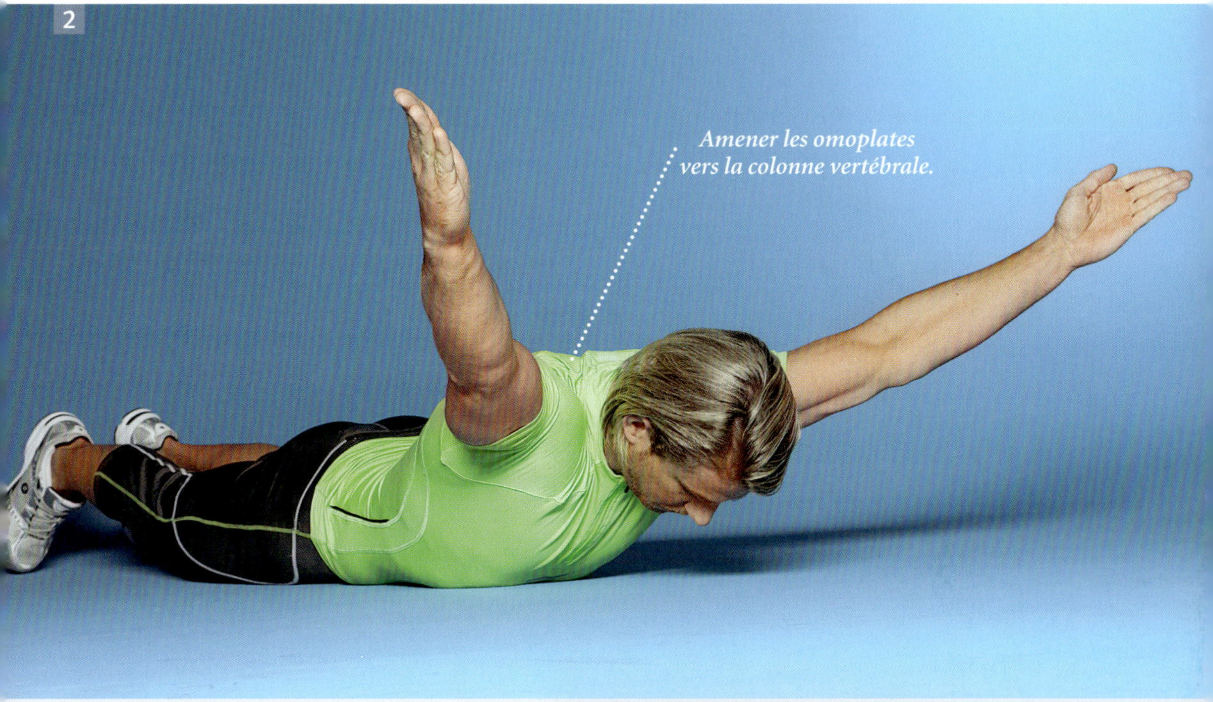

Fly inversé, long

➤ Amenez les bras tendus en oblique vers l'avant, pouces tournés vers le haut. Levez les bras le plus haut possible à partir des articulations des épaules en expirant. 2

Étirement du haut du dos

➤ Croisez les bras pliés devant la poitrine, arrondissez le haut du dos et amenez les mains le plus loin possible sur les omoplates. Serrez-vous vous-même dans les bras. 3

3

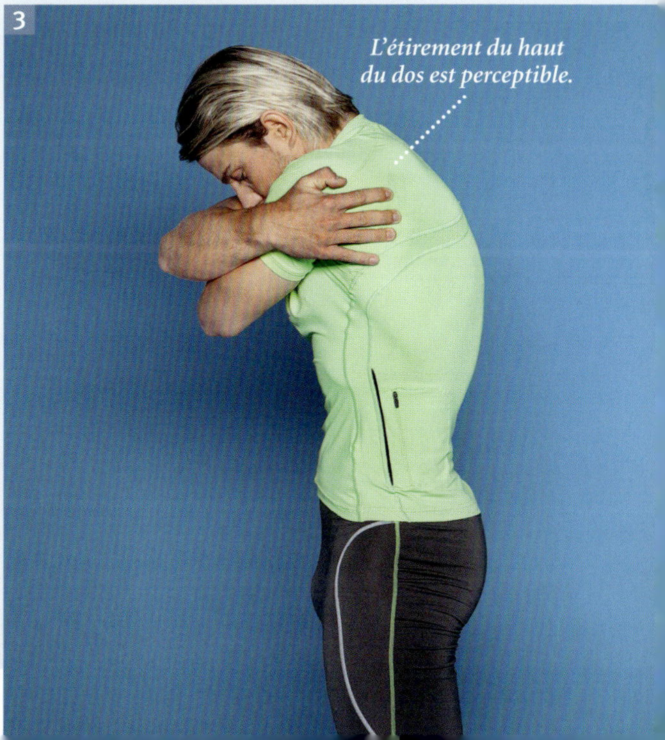

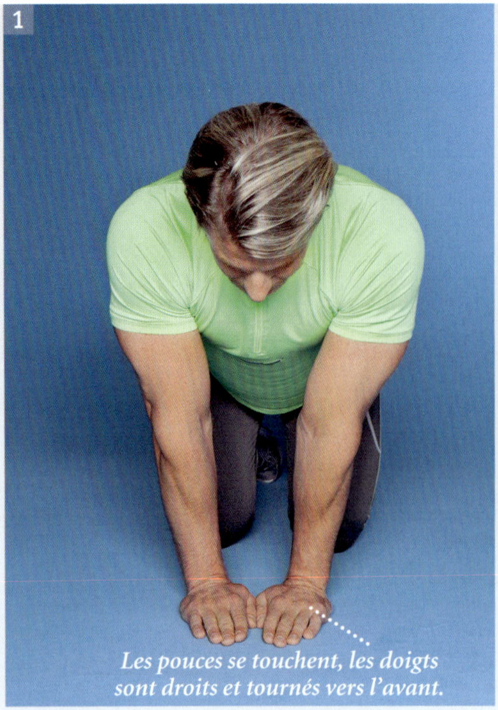
1
Les pouces se touchent, les doigts sont droits et tournés vers l'avant.

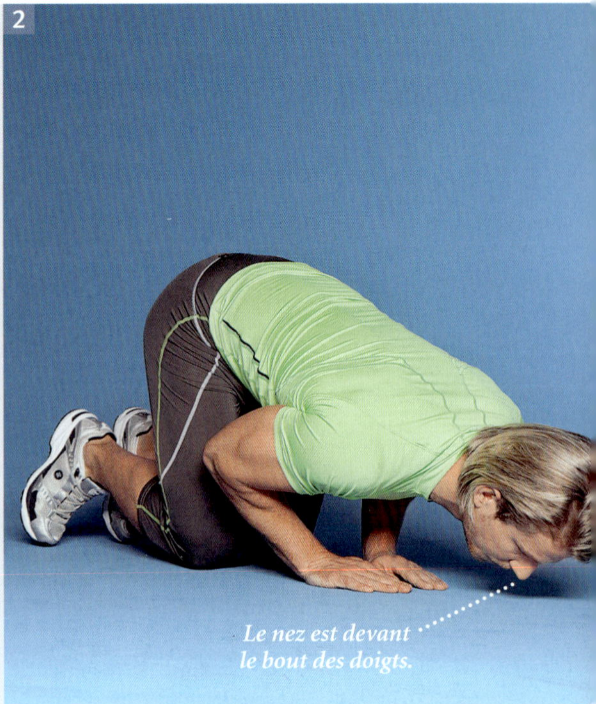
2
Le nez est devant le bout des doigts.

Traction sur les genoux,
très facile

EFFETS
• Ces exercices de traction sont une variante optimisée des tractions traditionnelles, en plus efficace • Renforce les pectoraux, la partie antérieure des deltoïdes (épaules) et les triceps (face postérieure des bras) • Contribue efficacement au remodelage de la poitrine, des épaules et de la face postérieure des bras

➤ Mettez-vous à genoux et posez les mains l'une contre l'autre devant les genoux. 1

➤ Pliez les bras jusqu'à ce que votre nez touche le sol à environ 20 cm au-dessus du bout des doigts. 2

➤ Tendez complètement les bras, qui doivent rester près du corps. Expirez sur ce mouvement. En position finale, les bras sont à la verticale au-dessus des mains.

VERSION INTENSIVE

Plus les mains sont éloignées du corps, plus l'exercice est difficile. Dans la variante la plus difficile, le corps est complètement tendu et les genoux ne touchent plus le sol. Les mains doivent toutefois rester serrées l'une contre l'autre. Choisissez la variante la plus difficile que vous êtes capable de réaliser. Si vous fatiguez ou si vous ne parvenez plus à l'exécuter, abaissez l'intensité du travail pendant une série.

Traction sur les genoux, facile

➤ En position de traction sur les genoux, inclinez les hanches et avancez un peu plus les mains devant les genoux. Pliez et tendez les bras. 3

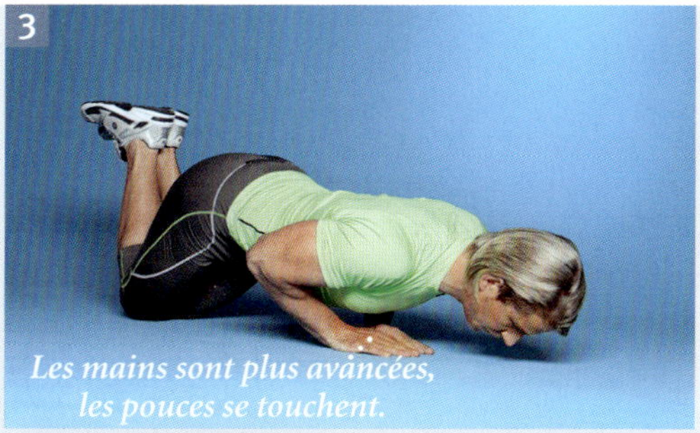
3
Les mains sont plus avancées,
les pouces se touchent.

Traction sur les genoux, intermédiaire

➤ En position de traction sur les genoux, tendez complètement les hanches. Baissez et levez le corps tendu jusqu'aux genoux. 4

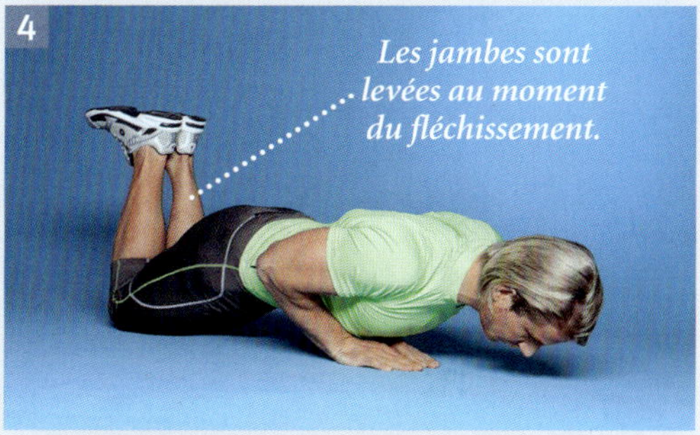
4
Les jambes sont
levées au moment
du fléchissement.

Traction allongée, très difficile

➤ Mettez-vous en position de traction allongée. Pliez et tendez les bras, le corps étant complètement tendu. 5

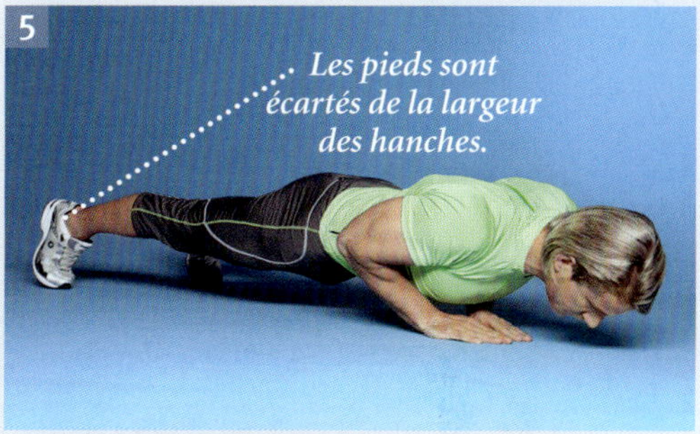
5
Les pieds sont
écartés de la largeur
des hanches.

Étirement des pectoraux

➤ Debout, levez un bras bien au-dessus de l'épaule. Fixez l'avant-bras et la main en appuyant le côté du petit doigt sur un support, par exemple un cadre de porte.

➤ Pivotez le corps vers l'avant de manière à ressentir l'étirement au niveau des pectoraux et des rotateurs internes de l'épaule. 6

➤ Étirez de la même manière l'autre côté.

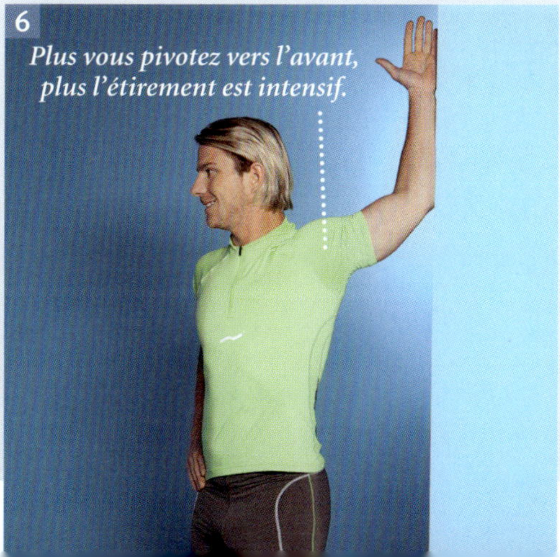
6
Plus vous pivotez vers l'avant,
plus l'étirement est intensif.

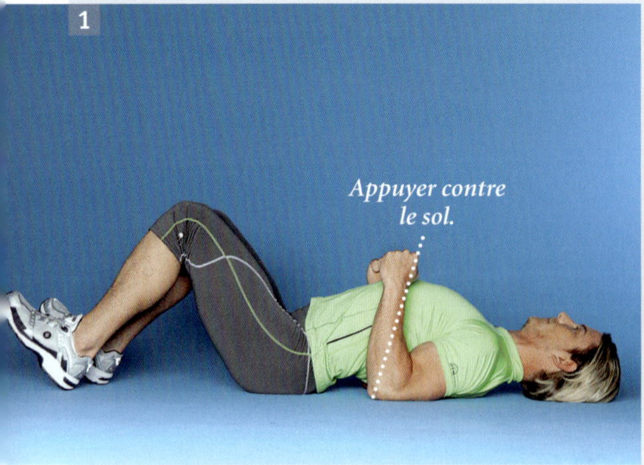

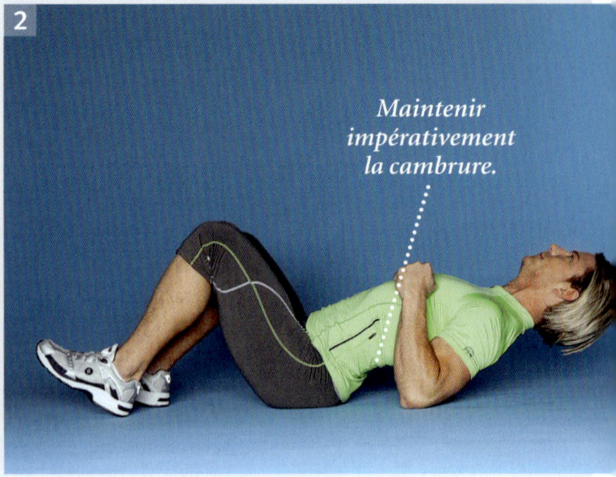

Relevé du buste, intermédiaire

EFFETS

• L'exercice de renforcement des grands dorsaux (*M. latissimus dorsi*) le plus efficace
• Redessine le dos, développe la forme en V tant prisée et améliore la posture

➤ Sur le dos, placez les bras pliés à 90° à côté du buste. Les mains sont dirigées vers le haut.

➤ Fléchissez légèrement les jambes, talons posés au sol, orteils ramenés vers vous.

➤ Basculez le bassin et cambrez les reins de manière à ce que seuls les fesses, la tête, les coudes et les talons touchent le sol. 1

➤ Appuyez sur les coudes pour faire décoller le buste du sol. Les talons et les fesses restent posés.

➤ Abaissez le buste sans le reposer au sol et appuyez de nouveau vers le haut.

➤ Expirez en relevant le buste. 2

VERSION INTENSIVE

Dans la variante difficile, les jambes sont levées. Plus vous ramenez des cuisses vers la poitrine, plus l'exercice est intensif. Si vous fatiguez au cours d'une série, vous pouvez poser brièvement le buste au sol après chaque répétition.

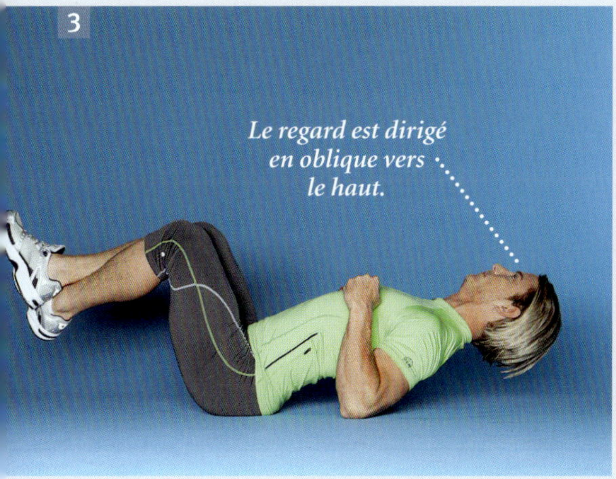

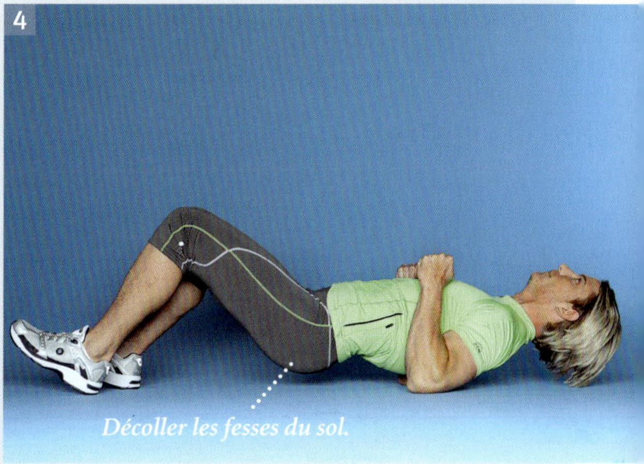

Relevé du buste, difficile

➤ Allongé sur le dos, pliez les jambes et ramenez-les vers la poitrine. Vous pouvez croiser les pieds. Cambrez les reins, puis levez et baissez le buste. 3

Relevé du buste, très difficile

➤ Variante pour les sportifs bien entraînés : allongé sur le dos, talons relevés, cambrez les reins. Levez les fesses et le buste de quelques centimètres au-dessus du sol. Maintenez la position. Seuls les coudes et les talons touchent le sol. 4

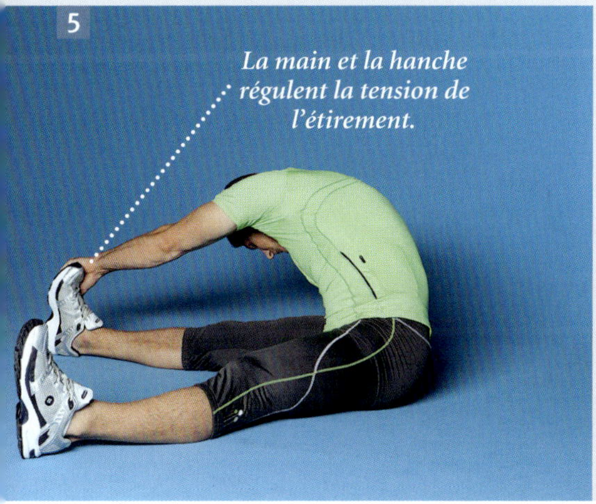

Étirement des grands dorsaux

➤ Assis, ouvrez les jambes légèrement fléchies et attrapez la face externe du pied droit avec la main gauche.

➤ Tendez plus fortement la jambe et pivotez la hanche gauche vers l'arrière pour bien étirer le dos. 5

➤ Étirez de la même manière l'autre côté.

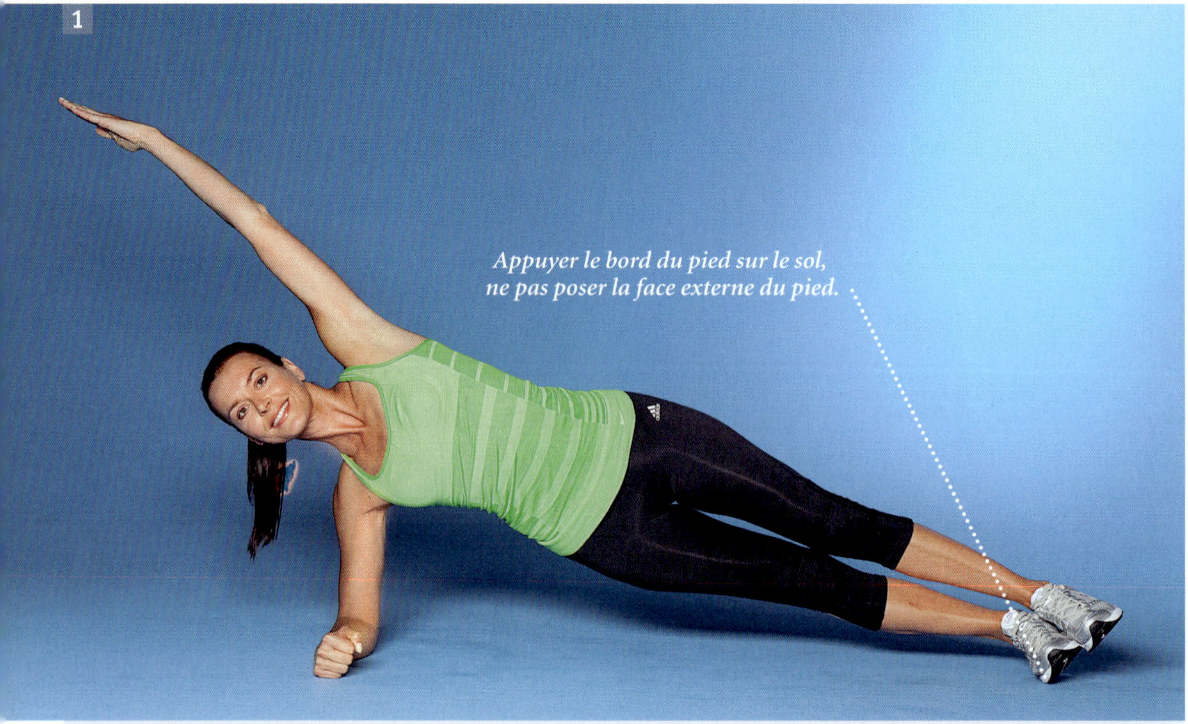
1
Appuyer le bord du pied sur le sol, ne pas poser la face externe du pied.

Gainage latéral, facile

EFFETS

• Renforce et redessine les fesses et les jambes
• Réduit ou combat les douleurs dorsales de manière efficace, car sollicite tous les petits muscles dorsaux qui relient les vertèbres entre elles et améliore globalement la stabilité de la colonne vertébrale

➤ Allongez-vous sur le côté. Appuyez fermement la face extérieure de la jambe droite sur le tapis.

➤ Posez la jambe gauche tendue sur la jambe droite. Les deux jambes forment un bloc.

➤ Levez le corps latéralement de manière à former une ligne oblique. Ne basculez pas les hanches et stabilisez cette position : vous devez être « droit comme une planche ». 1

➤ Maintenez cette position sans cesser de respirer. Changez ensuite de côté.

VERSION INTENSIVE

L’objectif est d’exécuter la variante difficile du gainage latéral, que vous pouvez intensifier en la complétant par des contractions finales de la jambe tendue. Dans cette position, l’ensemble du corps est parfaitement stabilisé. Exercez-vous selon vos capacités jusqu’à y parvenir. Si vous fatiguez pendant une série, revenez à une variante plus facile.

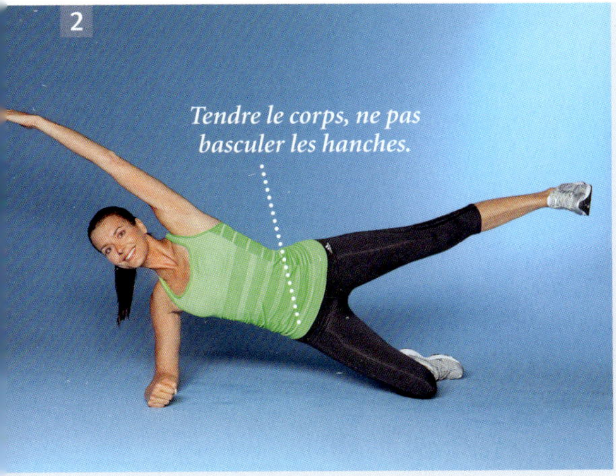
2
Tendre le corps, ne pas basculer les hanches.

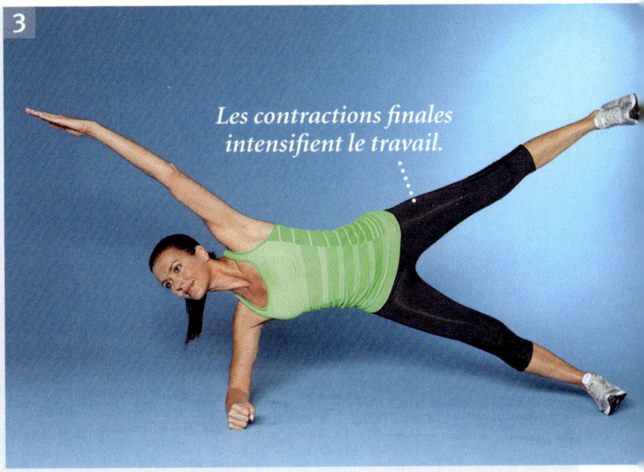
3
Les contractions finales intensifient le travail.

Gainage latéral, intermédiaire

➤ Mettez-vous en position de gainage latéral et raccourcissez la longueur du levier en posant le mollet de la jambe inférieure au sol.

➤ Levez le corps latéralement et écartez la jambe supérieure aussi loin que possible en la gardant tendue. Maintenez la position, puis changez de côté. 2

Gainage latéral, difficile

➤ Tendez la jambe inférieure et appuyez fermement le bord extérieur du pied sur le sol. Levez le corps latéralement et écartez la jambe supérieure le plus haut possible. Maintenez la position sans cesser de respirer. 3

➤ Changez de côté.

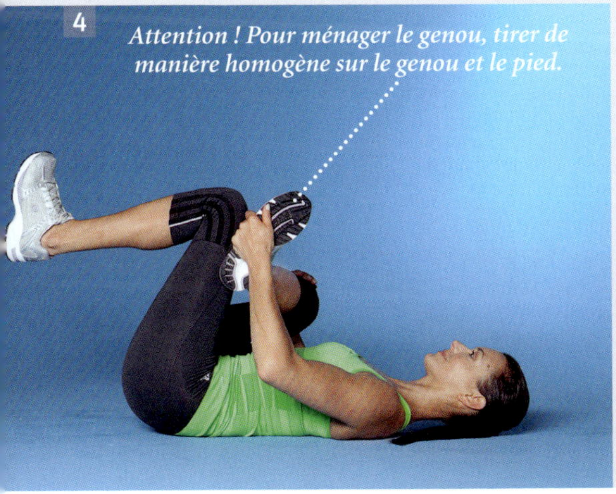
4
Attention ! Pour ménager le genou, tirer de manière homogène sur le genou et le pied.

Étirement des abducteurs

➤ Allongé sur le dos, amenez une jambe vers la poitrine et croisez l'autre jambe sur la cuisse. Attrapez avec une main le genou et avec l'autre le pied de la jambe croisée.

➤ Tirez la jambe vers la poitrine. Renforcez l'étirement des abducteurs en poussant l'autre jambe vers vous. 4

➤ Étirez de la même manière l'autre côté.

Presse

EFFET

• Renforcement et raffermissement des adducteurs (face intérieure des cuisses) par le travail des jambes en résistance

➤ Assis sur le tapis, serrez très fort les jambes pliées l'une contre l'autre. 1

➤ Maintenez le même niveau de pression pendant toute la durée de l'exercice ou augmentez-le progressivement.

VERSION INTENSIVE

Dans un exercice isométrique comme celui-ci, c'est vous qui choisissez le degré d'intensité du travail. Plus vous serrez les genoux et les cuisses, plus il est intensif. Maintenez la tension musculaire maximale et renforcez-la par des contractions finales. Vous pouvez réduire l'intensité en diminuant la résistance. Il est également possible d'introduire de courtes pauses entre les phases de tension.

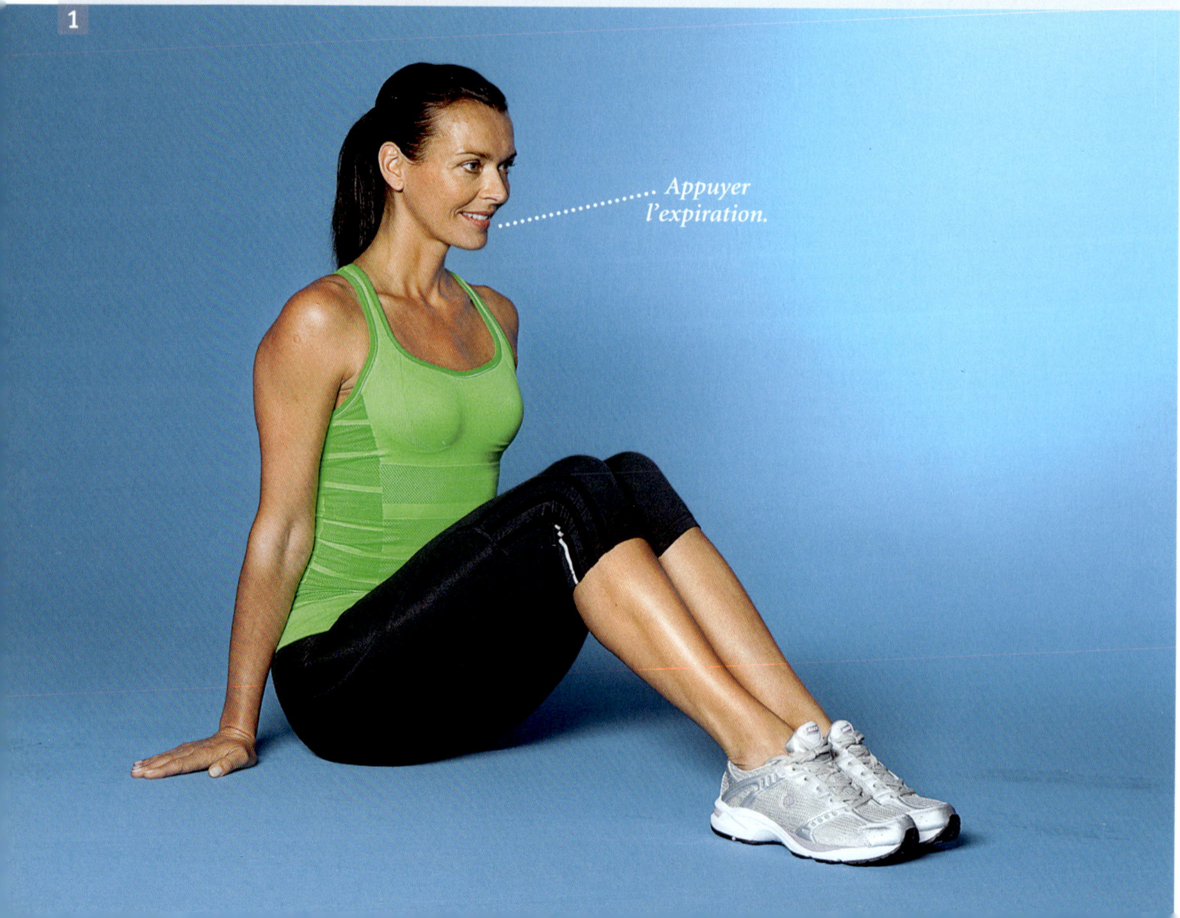

2

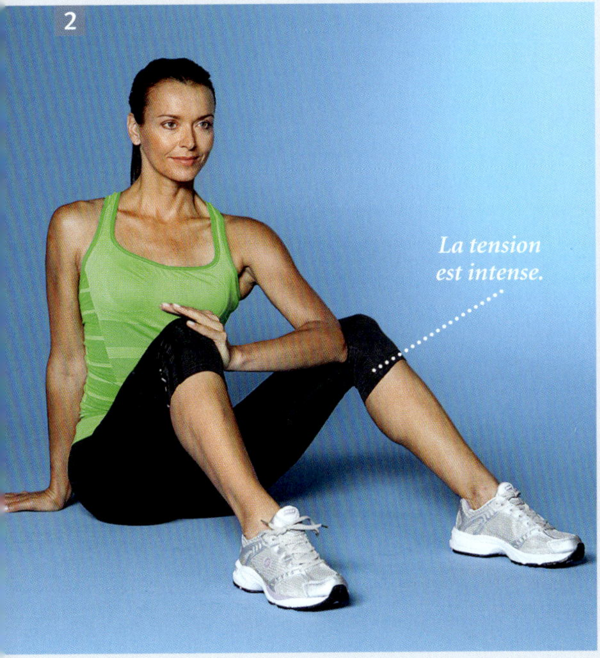

3

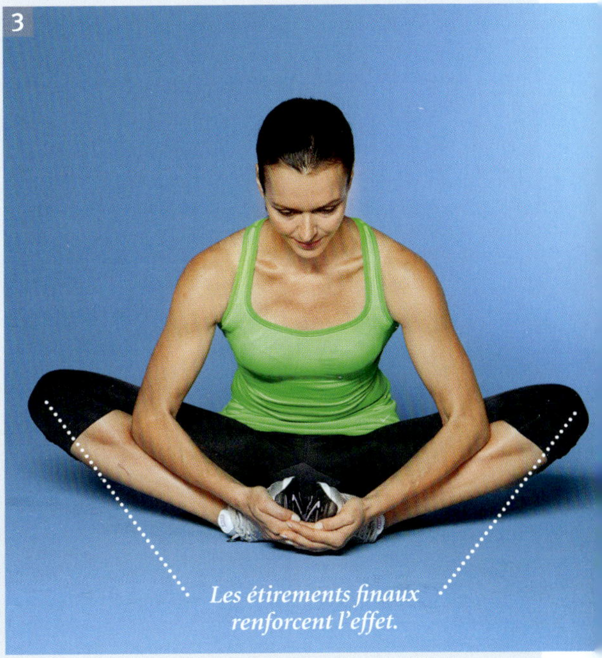

Presse, plus intense

➤ Placez un avant-bras entre les jambes pliées et ouvertes.

➤ Ne pliez pas trop votre poignet pour le ménager. Appuyez avec la paume de la main contre la face intérieure du genou, de manière à ce que l'angle entre le dos de la main et l'avant-bras soit supérieur à 90°.

➤ Serrez les jambes. Maintenez le même niveau de pression pendant toute la durée de l'exercice ou augmentez-le progressivement. 2

➤ Appuyez l'expiration.

Étirement des adducteurs

➤ Assis sur le tapis, pliez les jambes et collez les plantes des pieds l'une contre l'autre.

➤ Attrapez les pieds avec les mains et amenez-les vers le corps.

➤ Laissez retomber vos genoux de manière relâchée vers l'extérieur et appuyez dessus avec les avant-bras. Sentez l'étirement sur la face intérieure des cuisses. 3

1

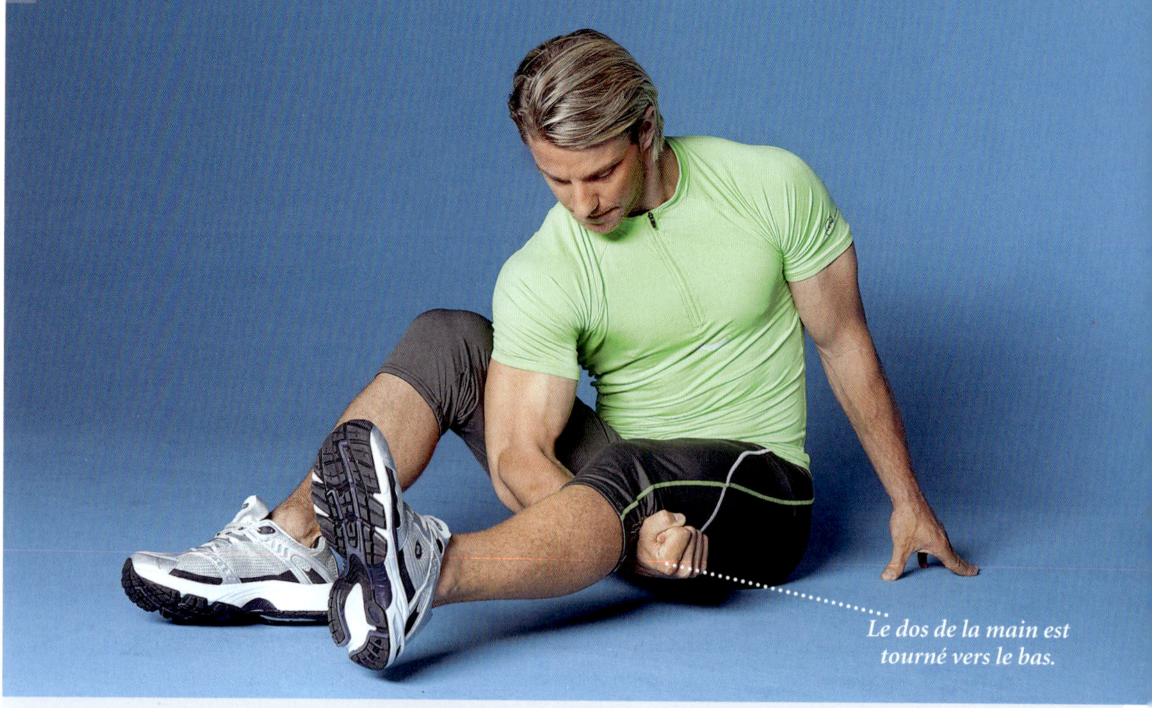
Le dos de la main est tourné vers le bas.

Flexion du biceps contre la résistance de la jambe, intermédiaire

EFFETS

• Net raffermissement des bras et renforcement optimal des biceps • Exercice développé spécialement pour ce programme, car il n'existait jusqu'alors presque aucun exercice sans appareil pour cette partie du corps ; ici, c'est la jambe qui sert de résistance et permet une sollicitation optimale de la force excentrique du muscle – cet exercice de flexion est très efficace

➤ Assis sur le tapis, ouvrez les jambes pliées et penchez-vous un peu vers l'avant.

➤ Stabilisez le bras droit contre la cuisse et placez le poing sous l'articulation du genou, sous la jambe gauche. 1

➤ Tendez la jambe et résistez avec le bras ; le coude se déplie. Repliez le bras en résistant avec la jambe, qui se fléchit. 2

➤ Répétez avec le bras gauche.

VERSION INTENSIVE

Vous pouvez contrôler vous-même la résistance et donc l'intensité de l'exercice : plus le bras « lutte » contre la jambe, plus l'impact du travail est important.

2

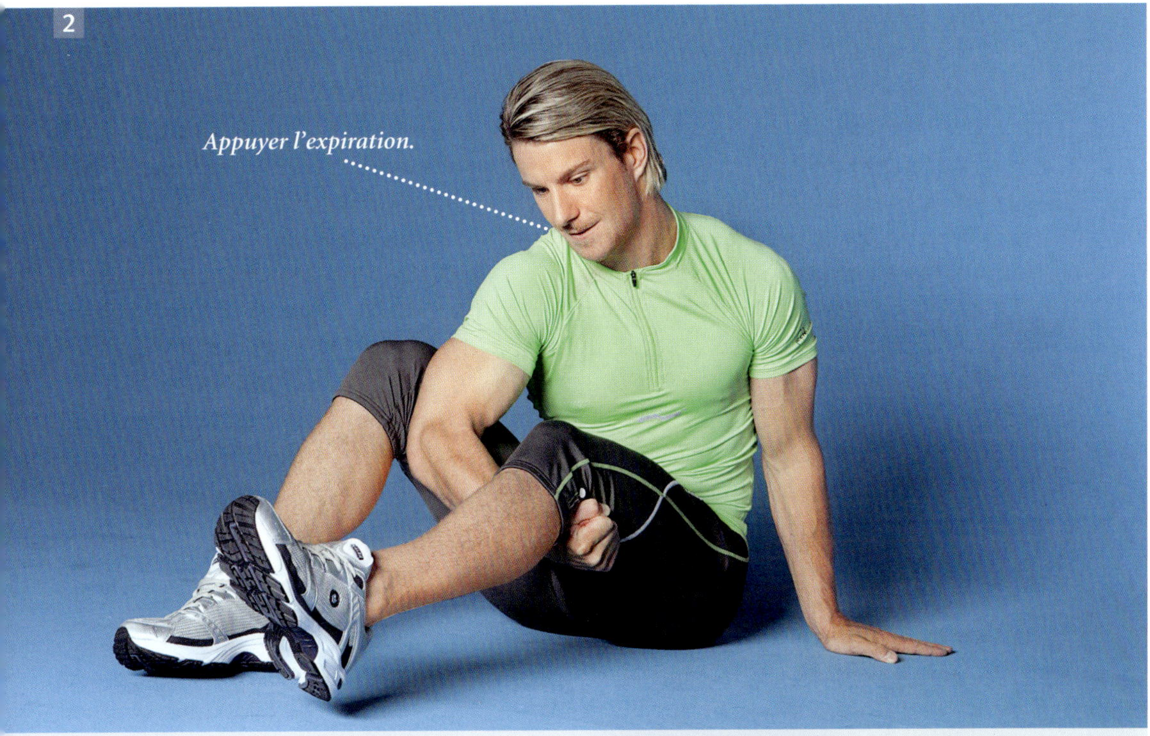

Flexion du biceps contre la résistance de la jambe, difficile

➤ Travaillez le plus intensivement possible. Utilisez la jambe gauche et le bras droit pour renforcer la résistance.

➤ Quand la jambe s'abaisse, freinez-la au maximum avec le biceps. Ralentissez le mouvement, mettez toutes vos forces dans l'exercice. 3

➤ Travaillez l'autre bras.

3

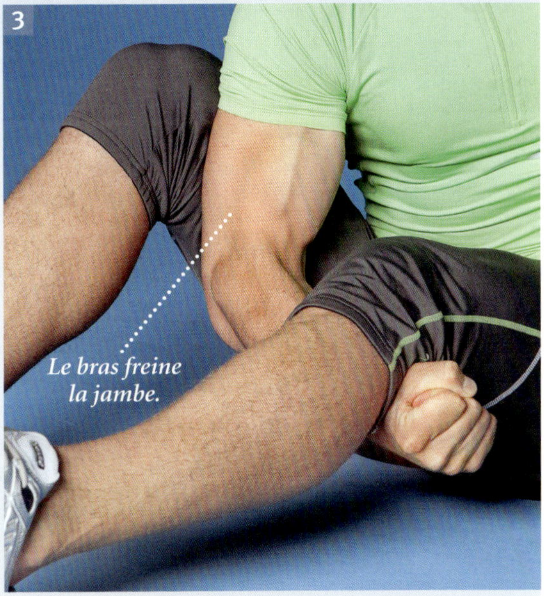

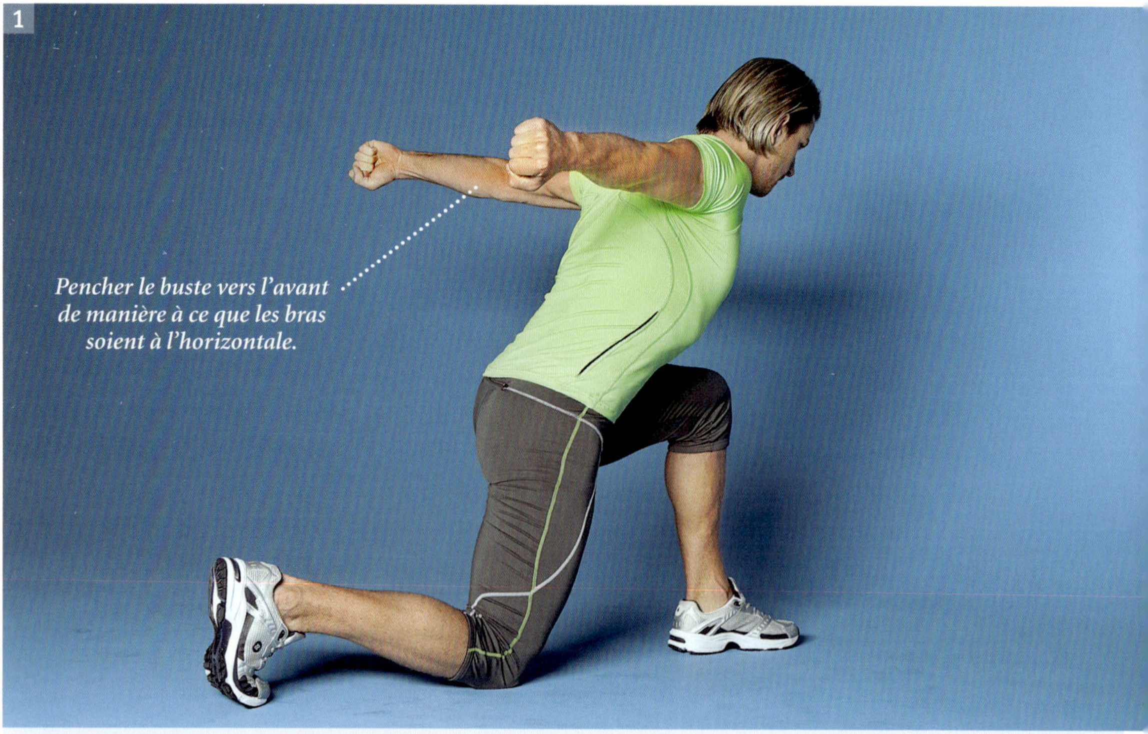
1
Pencher le buste vers l'avant de manière à ce que les bras soient à l'horizontale.

Rétropulsion des bras,
intermédiaire

EFFETS
• Raffermit et redessine la face postérieure des bras, renforce les triceps • La rétropulsion des bras sollicite aussi de manière très efficace la zone postérieure des deltoïdes (épaules)

➤ Faites une fente avant et penchez le buste en avant.

➤ Tendez vigoureusement les articulations des coudes et levez les deux bras tendus vers l'arrière. 1

➤ Levez les bras toujours plus vigoureusement en donnant de petites impulsions. Expirez à chaque fois que vous levez les bras.

➤ Baissez un petit peu les bras avant de les lever de nouveau.

VERSION INTENSIVE

Pour renforcer le travail, tendez les bras vers l'intérieur en position haute. Vous pouvez aussi exécuter les trois actions suivantes en même temps : tendez les bras de toutes vos forces, levez-les le plus loin possible vers l'arrière et vers le haut et expirez. Vous pouvez à tout moment alterner la variante facile et la variante difficile.

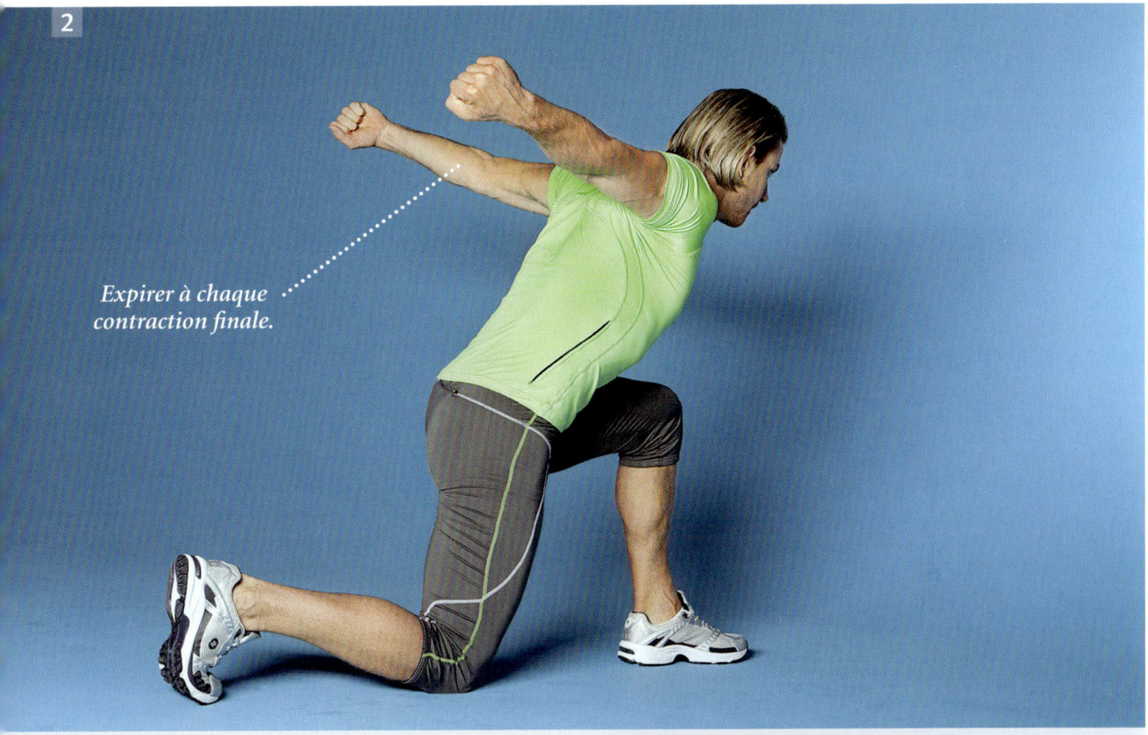
2
Expirer à chaque
contraction finale.

Rétropulsion des bras, difficile

➤ Maintenez les bras en position haute et exécutez des contractions finales. 2

Étirement des triceps

➤ Assis ou debout, levez un bras plié au-dessus de la tête et baissez la main dans le dos.

➤ Appuyez en douceur sur le coude plié avec la main libre. 3

➤ Étirez de la même manière l'autre bras.

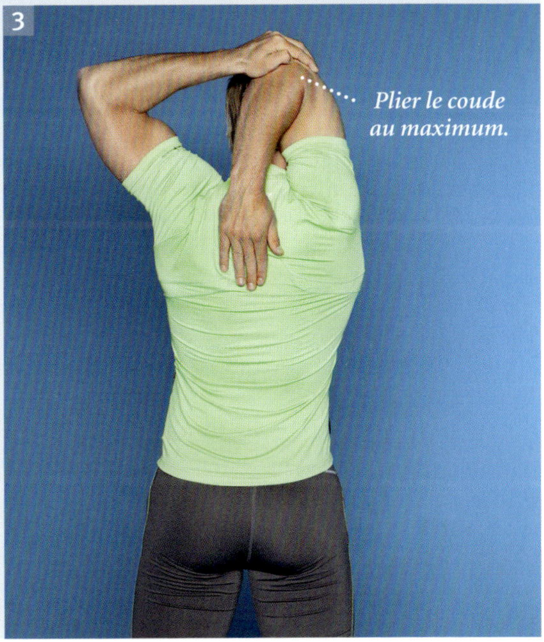
3
Plier le coude
au maximum.

Abduction du bras contre la résistance de la jambe,
intermédiaire

EFFETS
• Redessine à merveille les épaules – exercice le plus efficace pour les deltoïdes, développé spécialement pour ce programme • L'épaule travaille contre la résistance de la jambe : cette utilisation optimale de la force excentrique (négative) explique l'efficacité redoutable de l'exercice

➤ En appui sur l'avant-bras, ramenez les deux jambes pliées vers la poitrine. Placez la main juste au-dessus de la cheville sous la jambe supérieure. Le dos de la main est dirigé vers le haut et le poignet repose sur la jambe.

➤ Levez et baissez le bras contre la résistance de la jambe. Quand vous levez le bras, celui-ci lutte contre le poids de la jambe. Quand vous fermez la jambe, ralentissez son mouvement avec la force du deltoïde. 1

1

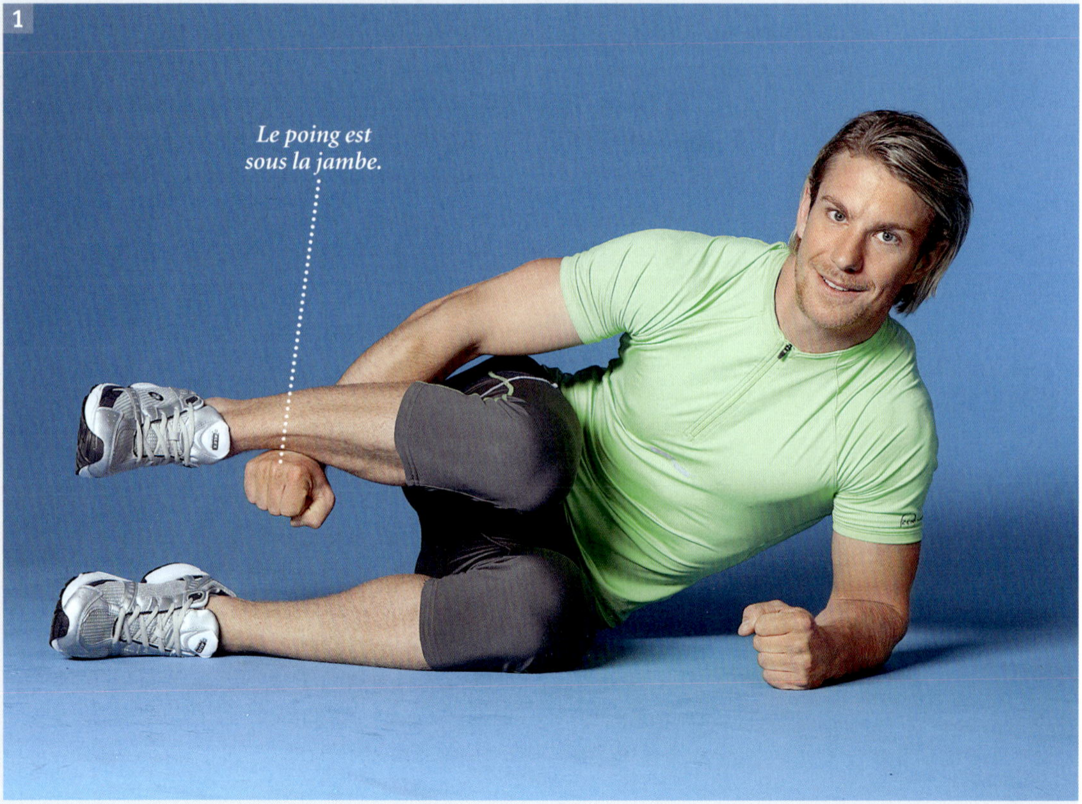

➤ Le bras doit être presque tendu. Vous ne devez pas le poser. Changez de côté.

VERSION INTENSIVE

Vous contrôlez vous-même l'intensité de cet exercice, car le muscle de l'épaule travaille contre la résistance de votre jambe. Plus la résistance entre l'épaule et la jambe est forte, plus l'effet de l'entraînement est important.

Abduction du bras contre la résistance de la jambe, difficile

➤ Augmentez la résistance de la jambe quand vous levez le bras.

➤ Abaissez très lentement la jambe afin de renforcer au maximum le mouvement de freinage du deltoïde. Mettez-y toutes vos forces. 2

➤ Travaillez de la même manière l'autre côté.

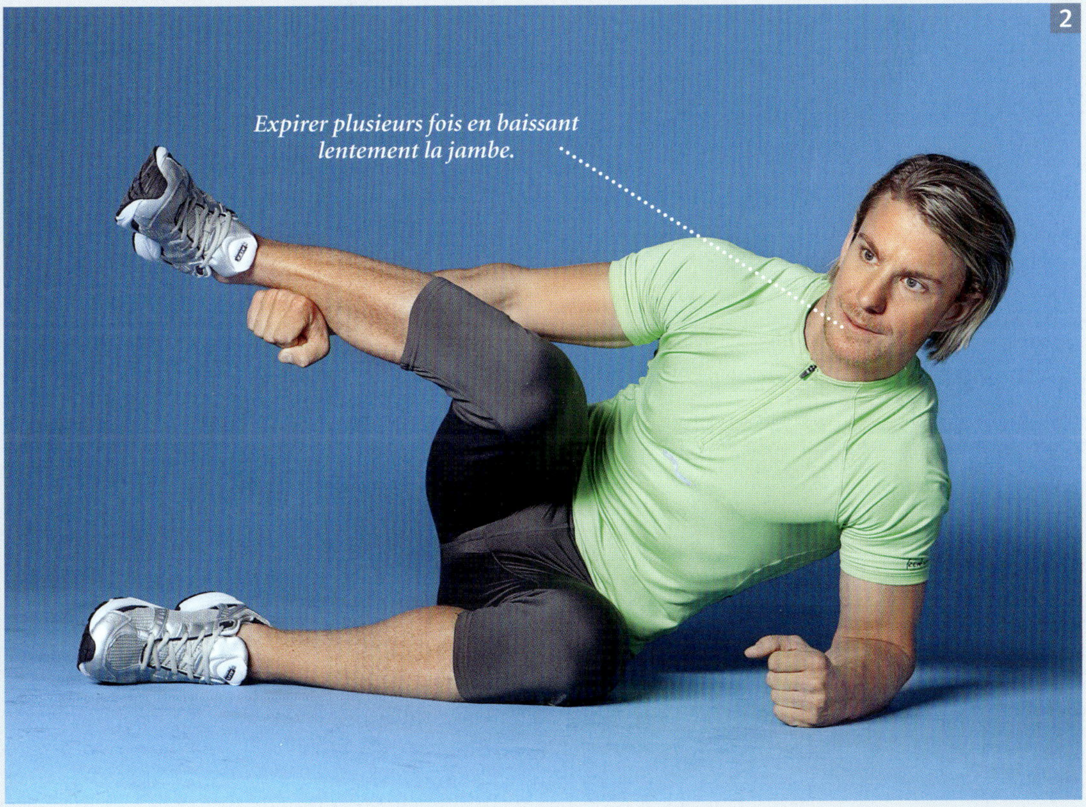

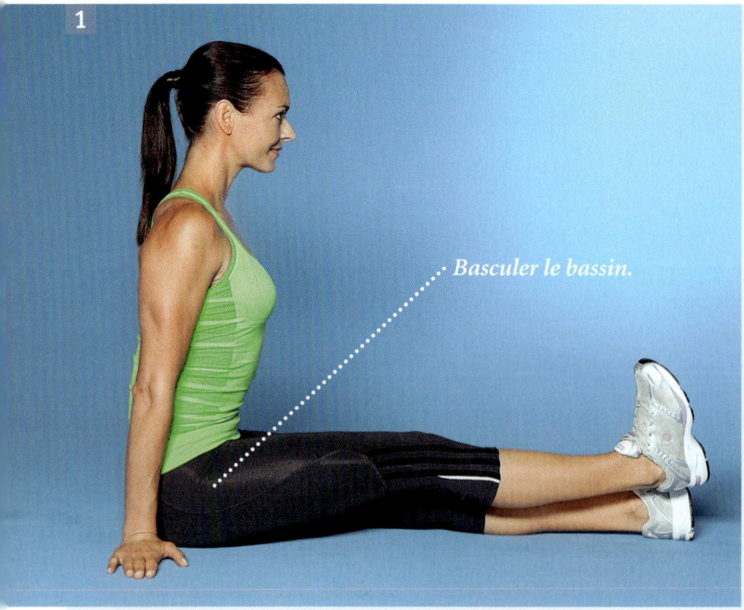

VERSION INTENSIVE

Pour intensifier l'exercice, levez la jambe plus haut et penchez le buste plus en avant. Les contractions finales renforcent l'impact du travail. Si c'est trop difficile – en particulier si les muscles des cuisses se crispent, ce qui arrive souvent avec cet exercice – posez brièvement la jambe après chaque mouvement vers le haut et inclinez légèrement le buste vers l'arrière.

Relevé des jambes, intermédiaire

EFFETS

• Redessine et renforce la face antérieure des cuisses • Exercice spécialement conçu pour la zone à double articulation du muscle quadriceps de la cuisse

➤ Asseyez-vous sur le tapis. Tendez les jambes et basculez le bassin. Reculez les épaules et tenez-vous bien droit.

➤ Tendez vigoureusement l'articulation d'un genou et levez la jambe le plus haut possible. Si vous parvenez à lever la jambe au-dessus de la hauteur du pied de l'autre jambe, penchez le buste un peu plus vers l'avant.

➤ Exécutez des petits mouvements vers le haut. Le genou reste tendu. 1

➤ Changez de jambe.

Relevé des jambes, très difficile

➤ Penchez le buste aussi loin que possible vers l'avant. Attrapez la pointe du pied gauche ou le mollet gauche avec la main gauche. Maintenez la main gauche dans cette position et prenez appui sur la main droite, posée derrière vous sur le côté.

➤ Tendez l'articulation du genou droit de toutes vos forces et levez la jambe. Vous ne pourrez la lever que de quelques centimètres. Expirez fortement. 2

➤ Augmentez l'intensité. Renforcez la tension musculaire par des contractions finales au point le plus haut du mouvement.

➤ Changez de jambe.

2

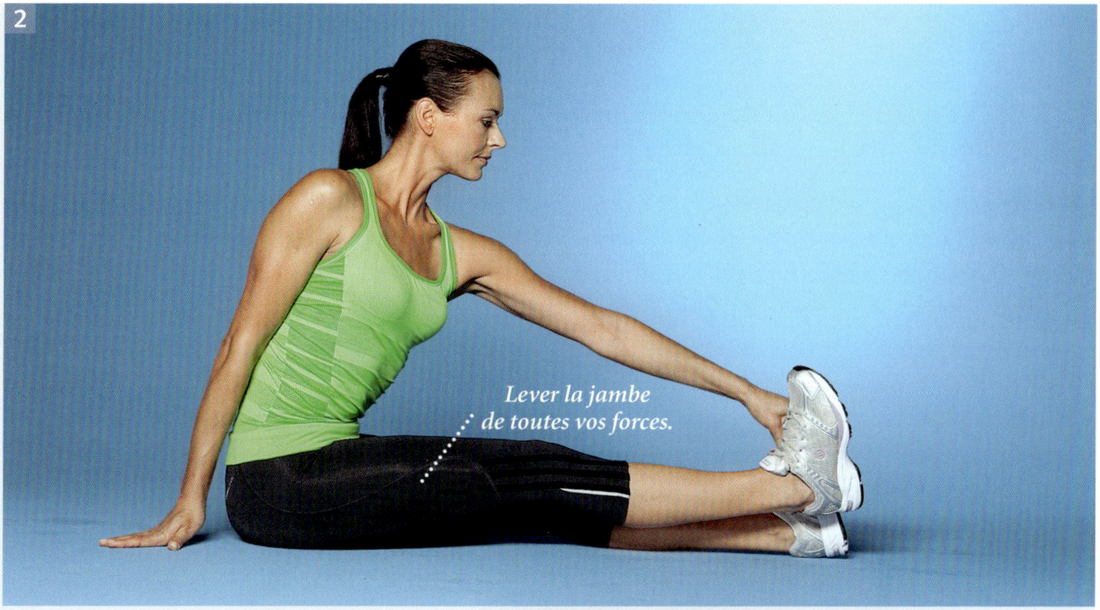
Lever la jambe
de toutes vos forces.

3

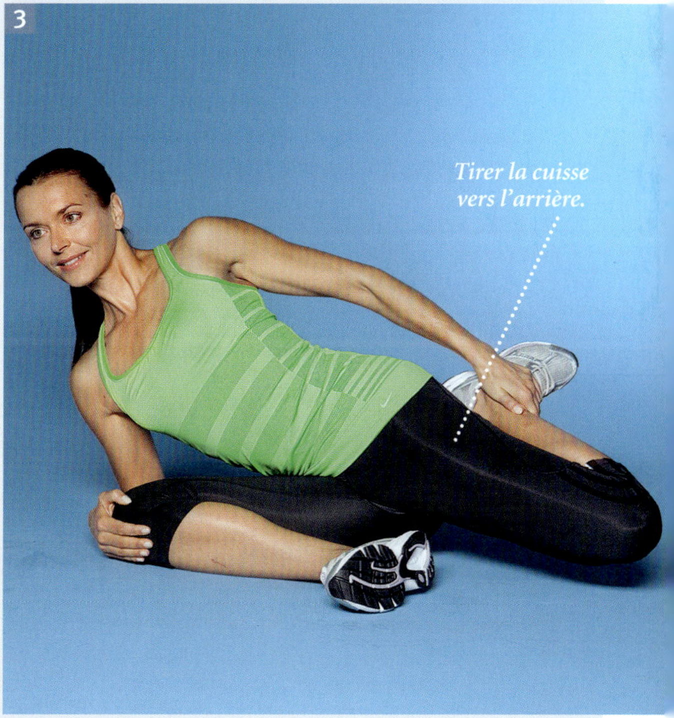
Tirer la cuisse
vers l'arrière.

Étirement des cuisses

➤ En appui sur l'avant-bras droit, ramenez la jambe droite pliée vers la poitrine et maintenez fermement le genou avec la main droite.

➤ Pliez la jambe gauche. Fixez le talon sur les fesses.

➤ Étirez la hanche gauche. Renforcez l'étirement en tirant sur le pied gauche avec la main gauche. 3

➤ Exécutez des étirements finaux pour intensifier la tension dans la cuisse gauche et renforcer le développement musculaire.

➤ Étirez de la même manière l'autre jambe.

1

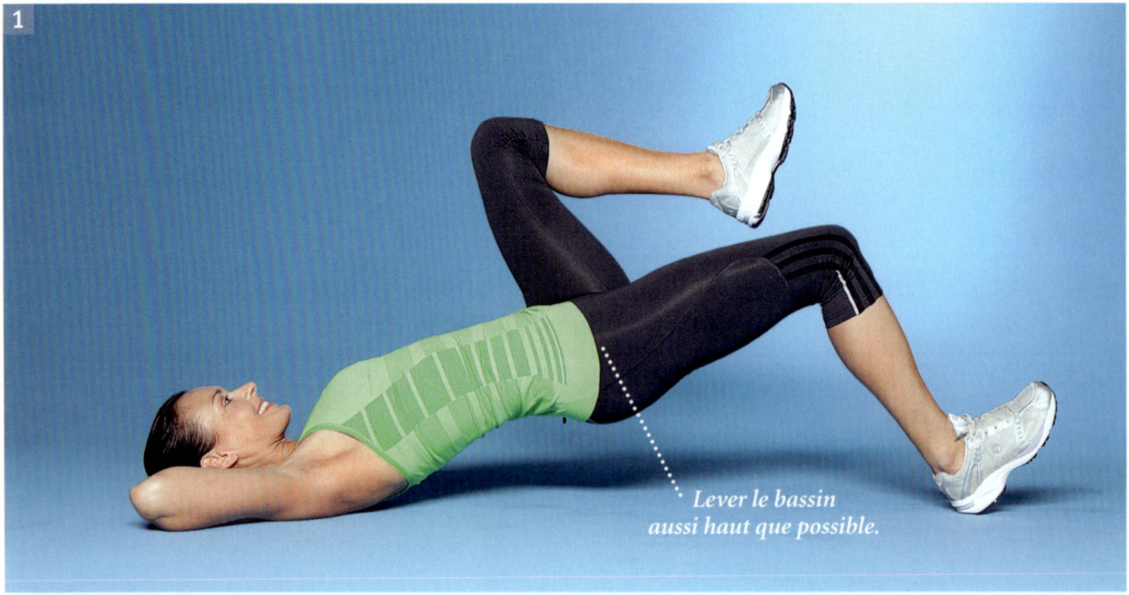

Relevé du bassin, facile

EFFET

• Redessine et renforce les muscles de la face postérieure des cuisses, du dos et des fesses

➤ Allongé sur le dos, ramenez la jambe gauche pliée vers la poitrine. Posez le talon de la jambe droite pliée et rapprochez-le des fesses. Gardez le pied flexe.

➤ Levez le bassin en expirant. Abaissez légèrement le bassin sur l'inspiration. Exécutez ainsi plusieurs mouvements vers le haut. 1

➤ Changez de côté.

VERSION INTENSIVE

Le travail sera plus intensif si vous maintenez la position haute et exécutez des contractions finales en poussant le bassin vers le haut.

Relevé du bassin, difficile

➤ Éloignez le talon droit des fesses. Levez le bassin le plus haut possible et maintenez cette position sans basculer.

➤ Poussez vigoureusement sur le talon posé au sol. Attention aux crampes ! Dosez délicatement ce mouvement.

➤ Pour optimiser l'exercice, vous pouvez exécuter trois actions simultanément : levez le bassin et maintenez la position avec des contractions finales, poussez sur le talon et expirez (cela demande un peu d'entraînement). 2

➤ Changez de côté.

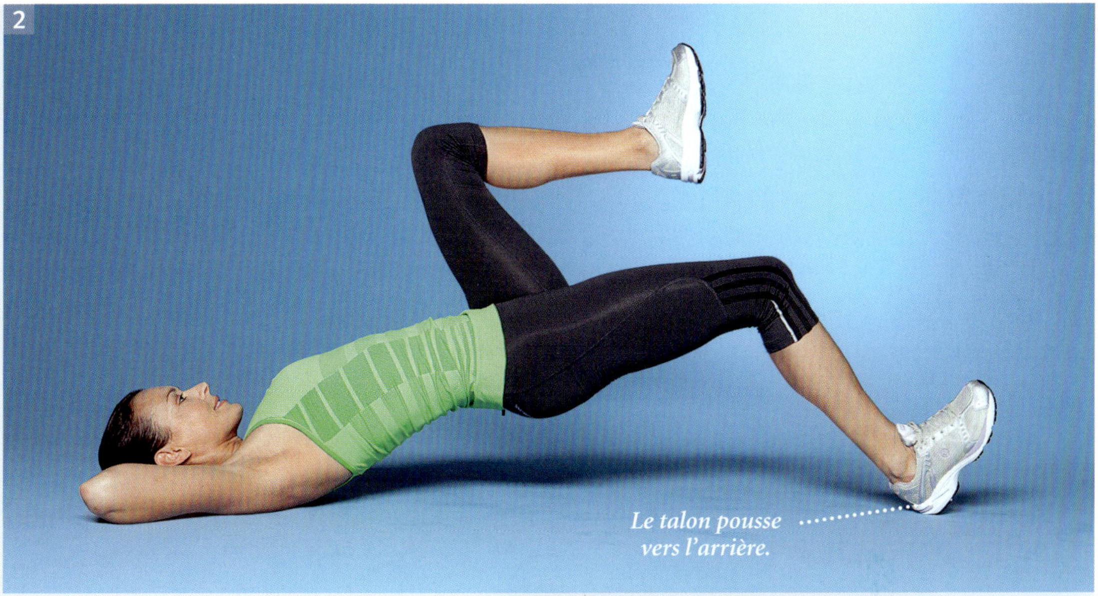
2
Le talon pousse
vers l'arrière.

Étirement Good Morning

➤ Debout, posez le talon de la jambe gauche devant vous, le pied flexe. Vous pouvez vous aider en posant le talon sur un petit tabouret ou une marche d'escalier.

➤ Tendez l'articulation du genou gauche, puis basculez le bassin (cambrure) et penchez-vous vers l'avant. 3

➤ Intensifiez la tension sur la face postérieure de la cuisse gauche par des étirements finaux.

➤ Étirez de la même manière l'autre jambe.

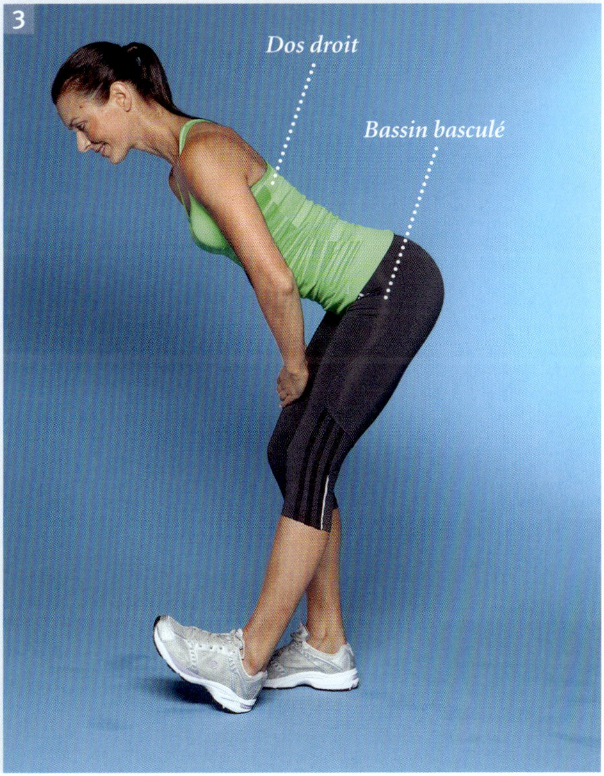
3
Dos droit
Bassin basculé

Fente avant, facile

EFFETS

• Exercice complexe très facile à acquérir et très efficace • En soulevant tout votre poids sur une seule jambe, vous redessinez de manière optimale le bas du corps, en particulier la face antérieure des cuisses et les fessiers

➤ En position de marche, décalez le pied de derrière sur le côté de la largeur des hanches. Répartissez le poids du corps sur les deux jambes. Le centre de gravité du corps se trouve entre les jambes. 1

➤ Fléchissez et tendez les deux jambes. Les articulations de la hanche, du genou et de la cheville de la jambe de devant forment une ligne droite. 2

➤ Changez de jambe.

VERSION INTENSIVE

Plus vous fléchissez les jambes, plus l'exercice est difficile. Vous pouvez également alterner entre la variante facile et la variante difficile.

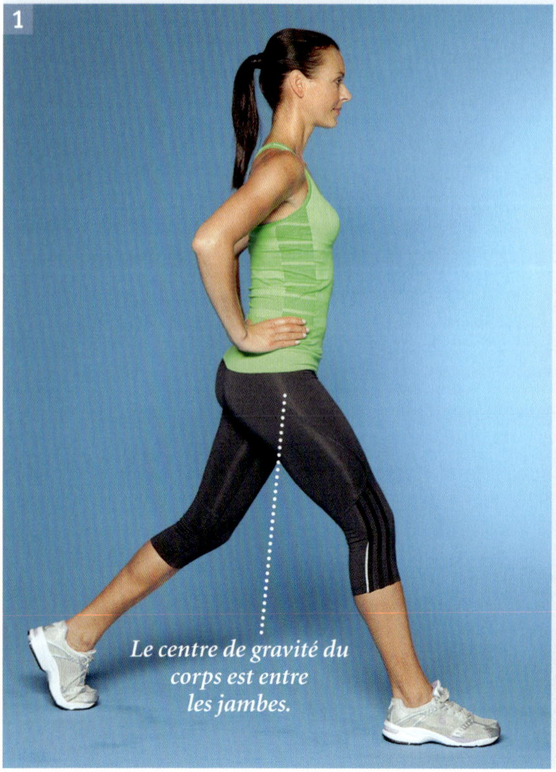

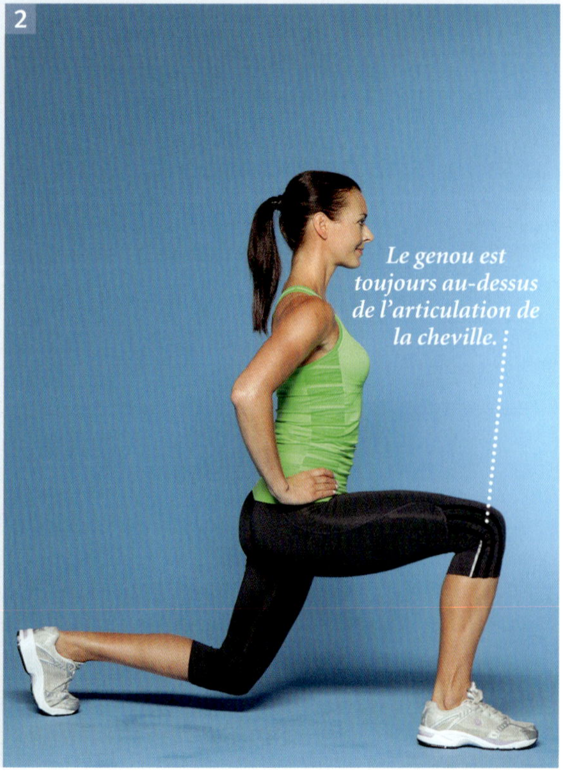

Fente avant, difficile

➤ Prenez appui sur la jambe droite. Posez le pied gauche derrière vous, écarté sur le côté de la largeur des hanches, plante du pied relevée (pour les sportifs confirmés, cou-de-pied au sol). La jambe gauche sert uniquement à garder l'équilibre et doit supporter le moins de poids possible.

➤ Pliez la jambe droite jusqu'à ce que le genou gauche se rapproche du sol, écarté du talon de la jambe d'appui de la largeur des hanches. 3

➤ Relevez-vous. Au point le plus haut, la jambe gauche est complètement tendue. La jambe droite reste légèrement fléchie et supporte tout le poids du corps.

➤ Continuez à baisser et relever la jambe en effectuant des mouvements lents. Ne marquez pas d'arrêt, que ce soit en position haute ou en position basse. Expirez quand vous vous relevez.

➤ Changez ensuite de jambe.

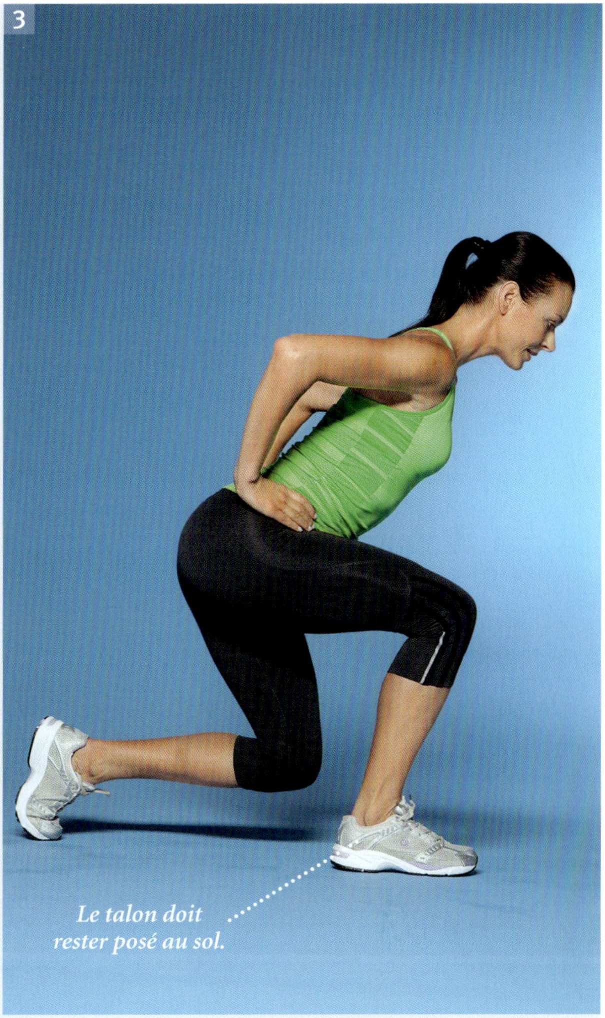

ÉTIREMENT

L'étirement n'est pas nécessaire, car vous avez déjà effectué les exercices d'étirement dans le cadre du programme complet après le relevé des jambes (page 51), le relevé du bassin (page 53) et le gainage latéral (page 41). Si vous exécutez l'exercice de fente avant en dehors du programme général, nous vous conseillons les étirements présentés sur les pages mentionnées.

Relevé des talons, facile

EFFET
• Galbe les mollets et renforce les deux muscles du mollet – les muscles jumeaux du mollet, à double articulation, et le muscle soléaire, à une seule articulation, situé sous le précédent

➤ Posez les mains sur un mur ou une chaise pour ne pas perdre l'équilibre au cours de l'exercice.

➤ Prenez appui sur une jambe et relevez la plante du pied. 1

➤ Baissez le talon jusqu'à ce qu'il touche presque le sol, puis levez-le de nouveau. Répétez le mouvement.

➤ Changez de côté.

VERSION INTENSIVE

Vous pouvez contrôler l'intensité de l'exercice en levant le talon plus ou moins haut.
Les contractions finales renforcent également l'impact du travail.

1

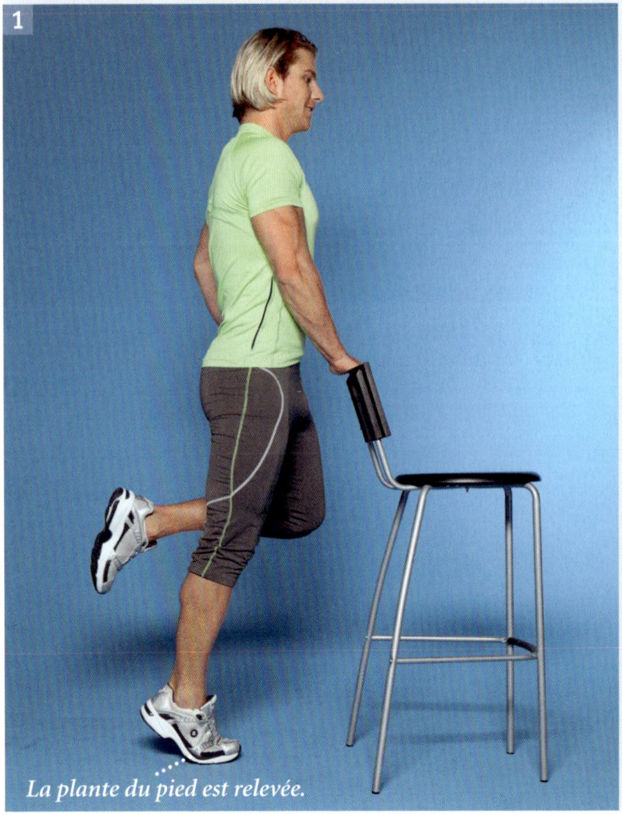

La plante du pied est relevée.

Relevé des talons, difficile

➤ Relevez la plante du pied, maintenez la position et exécutez des contractions finales ininterrompues vers le haut. 2

2

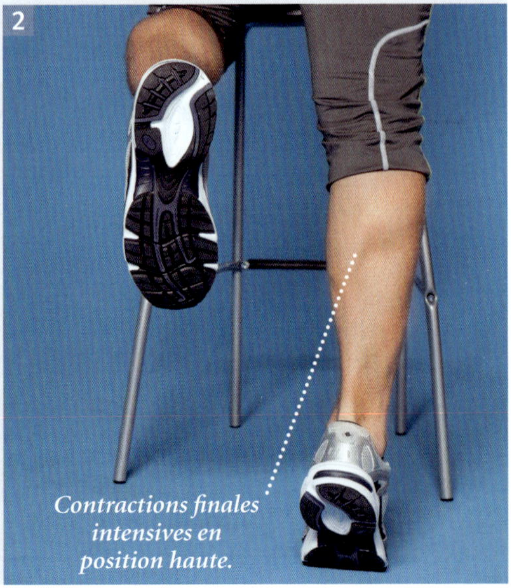

Contractions finales intensives en position haute.

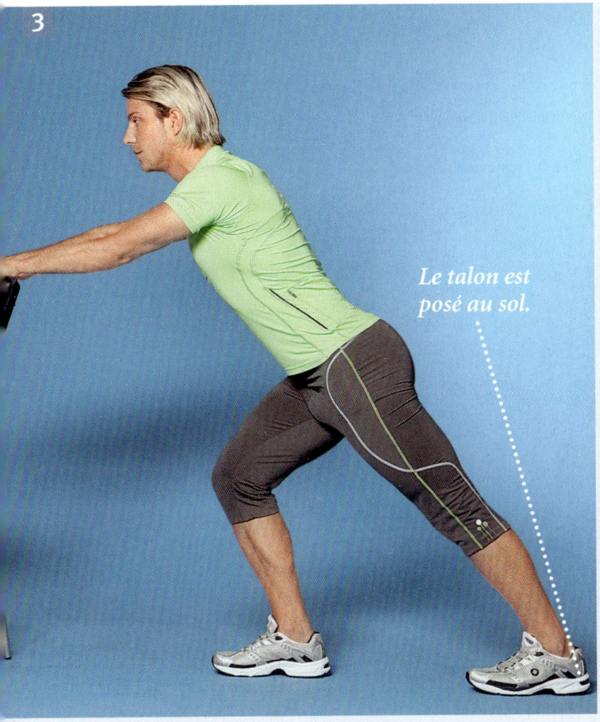

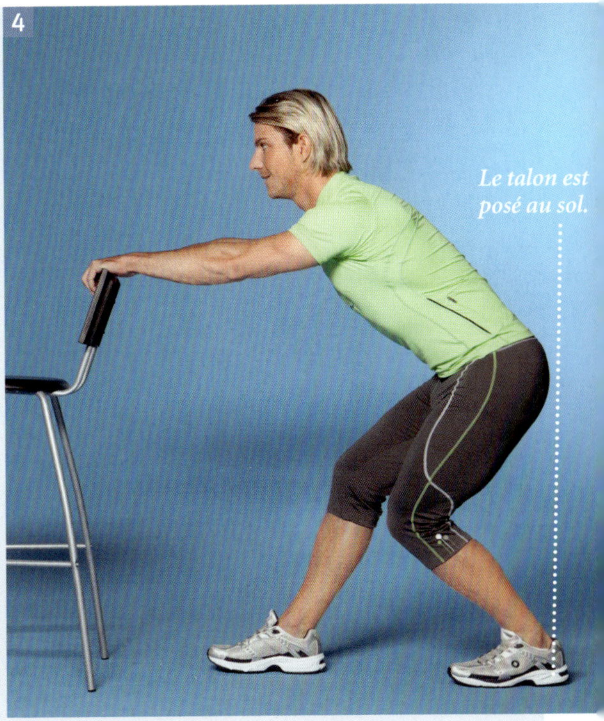

Étirement du mollet : muscles jumeaux du mollet

➤ Faites un pas en avant et posez les mains sur une chaise. Vous pouvez aussi prendre appui sur un mur. La pointe du pied de la jambe de derrière, qui doit être tendue, est dirigée vers l'avant.

➤ Inclinez les hanches vers l'avant jusqu'à ce que vous ressentiez un étirement perceptible dans la partie supérieure du mollet. 3

➤ Renforcez l'étirement par des étirements finaux, puis changez de côté.

Étirement du mollet : muscle soléaire

➤ Reprenez la position de départ de l'exercice d'étirement précédent, en appui sur une chaise ou un mur. Déplacez la majeure partie du poids du corps sur la jambe de devant, légèrement fléchie.

➤ Pliez au maximum l'articulation du genou de la jambe de derrière et amenez le genou le plus loin possible vers l'avant. Sentez l'étirement dans la partie inférieure du mollet, au niveau du tendon d'Achille. 4

➤ Étirez de la même manière l'autre jambe.

LES 14 EXERCICES DE MUSCULATION MAXXF EN BREF

Ces deux pages récapitulent les exercices de musculation présentés dans ce chapitre. Pour la plupart des personnes, un cycle unique de programme est amplement suffisant. Après une ou deux années d'entraînement régulier en une série, les sportifs confirmés pourront passer à deux cycles de programme, c'est-à-dire à un entraînement en deux séries, et ainsi suivre un programme marathon d'une durée de 60 minutes.
C'est vous qui choisissez l'intensité et les variantes des exercices.
Contenu d'une séance : 14 exercices, 21 séries (42 pour l'entraînement en 2 séries).

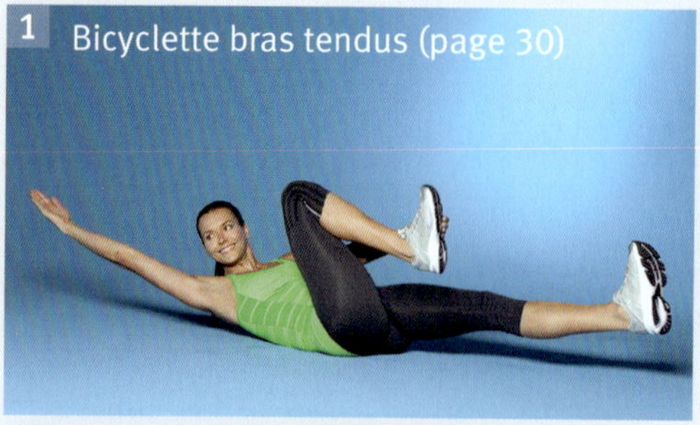
1 Bicyclette bras tendus (page 30)

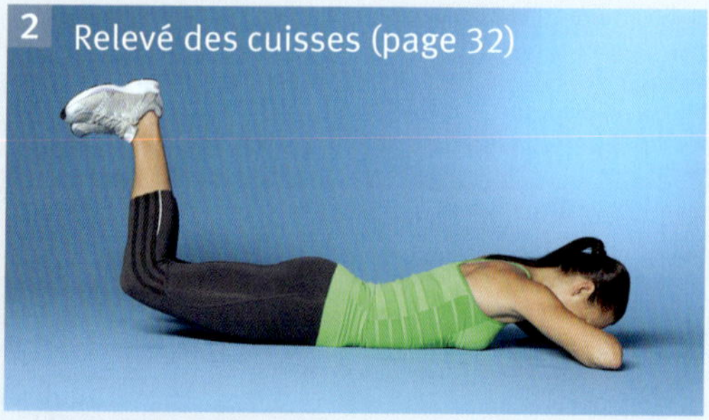
2 Relevé des cuisses (page 32)

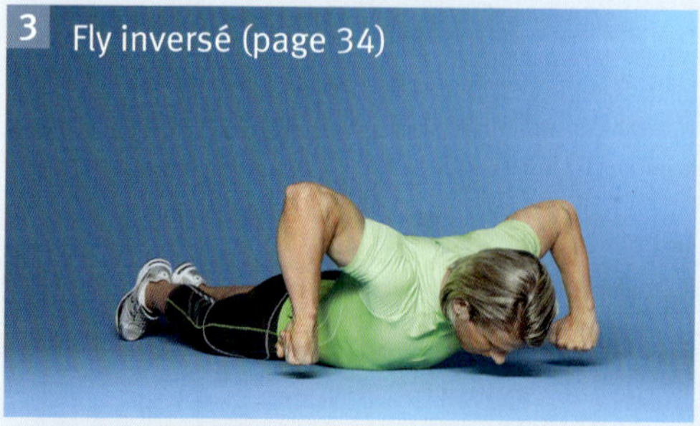
3 Fly inversé (page 34)

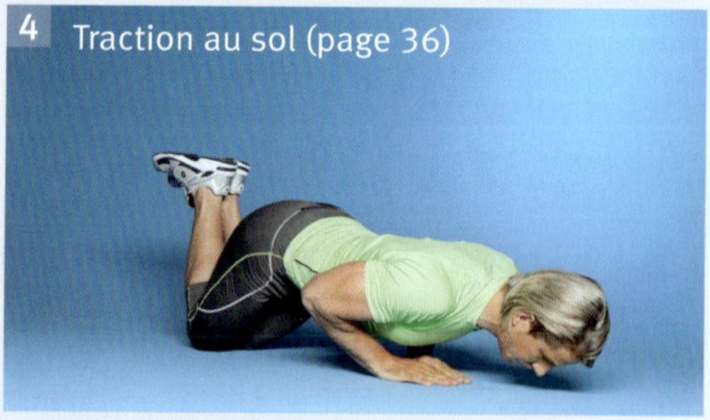
4 Traction au sol (page 36)

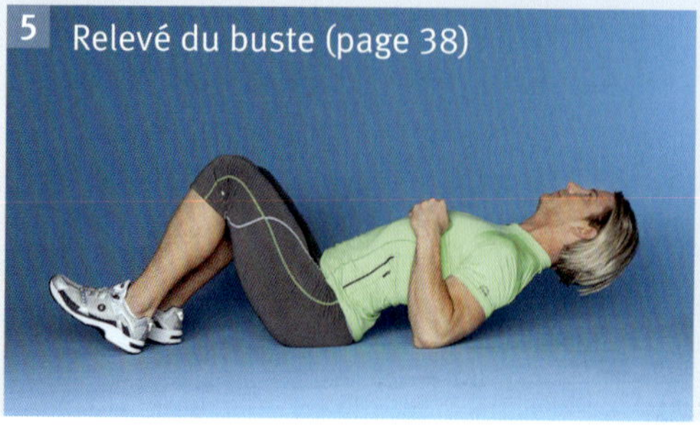
5 Relevé du buste (page 38)

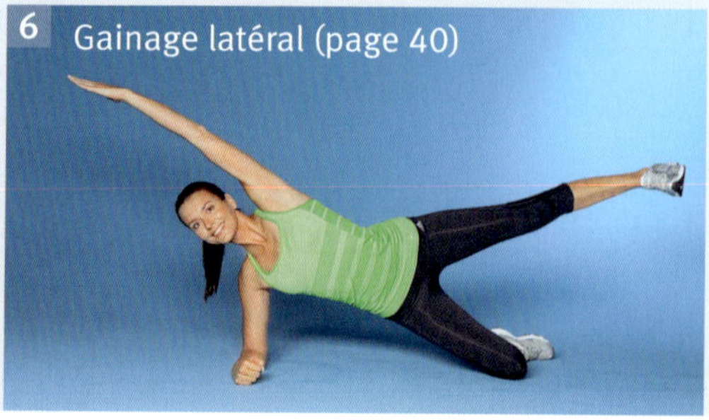
6 Gainage latéral (page 40)

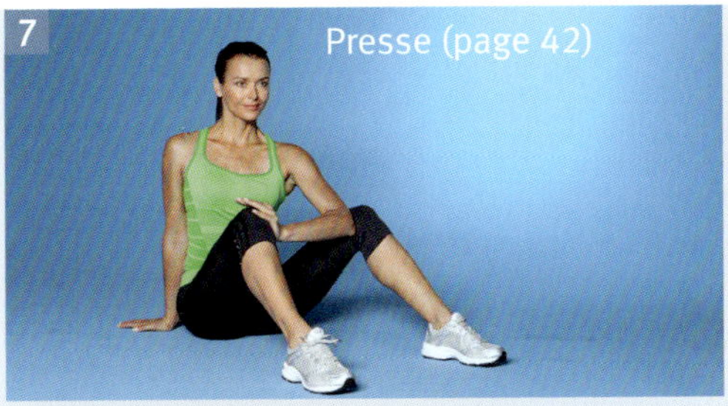
7 Presse (page 42)

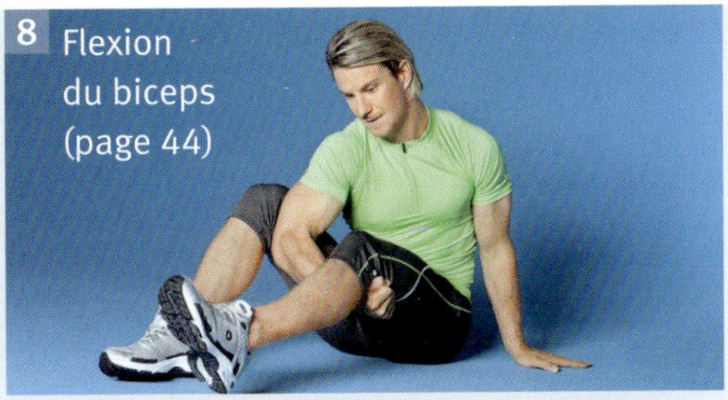
8 Flexion du biceps (page 44)

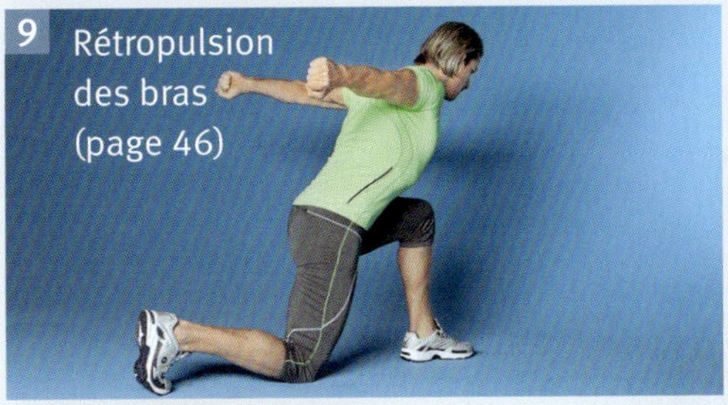
9 Rétropulsion des bras (page 46)

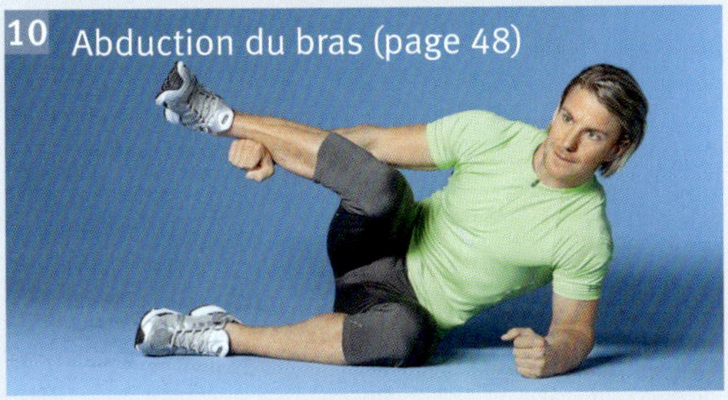
10 Abduction du bras (page 48)

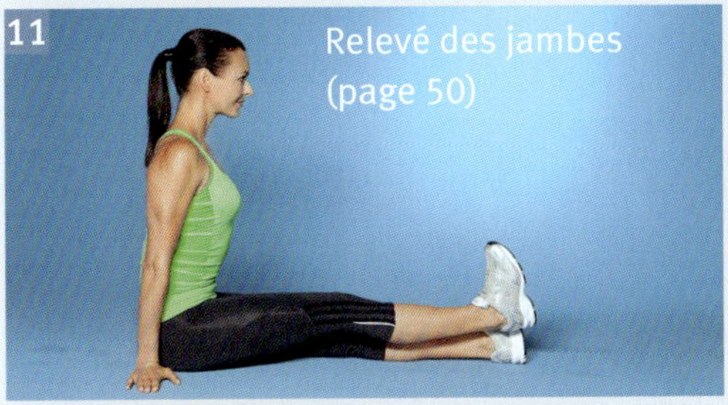
11 Relevé des jambes (page 50)

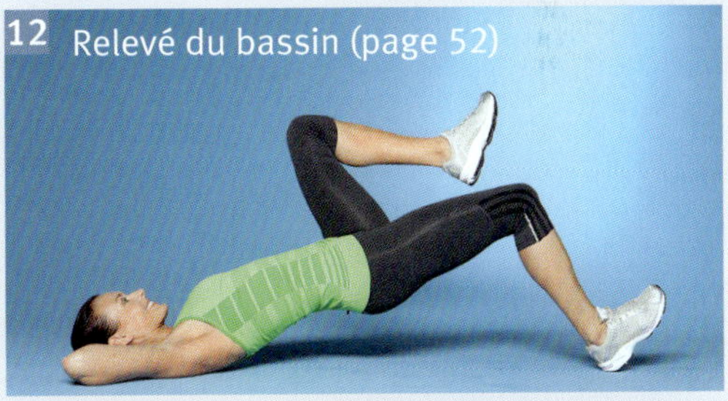
12 Relevé du bassin (page 52)

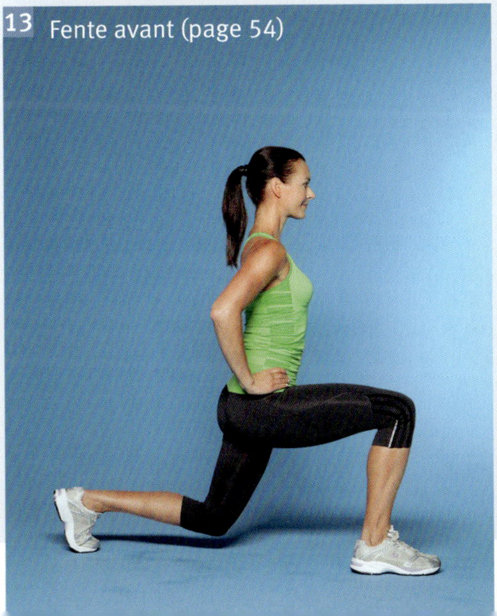
13 Fente avant (page 54)

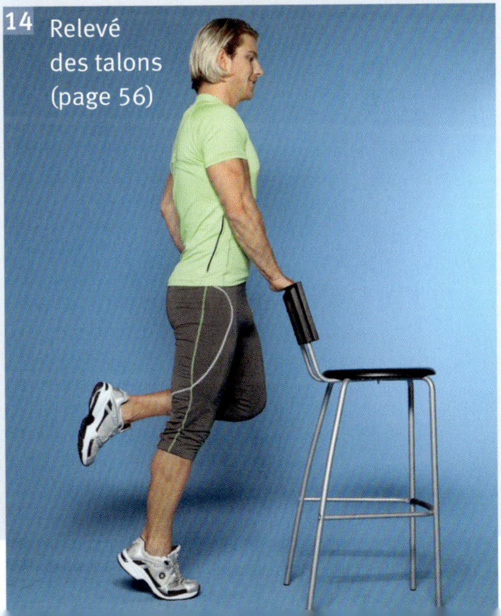
14 Relevé des talons (page 56)

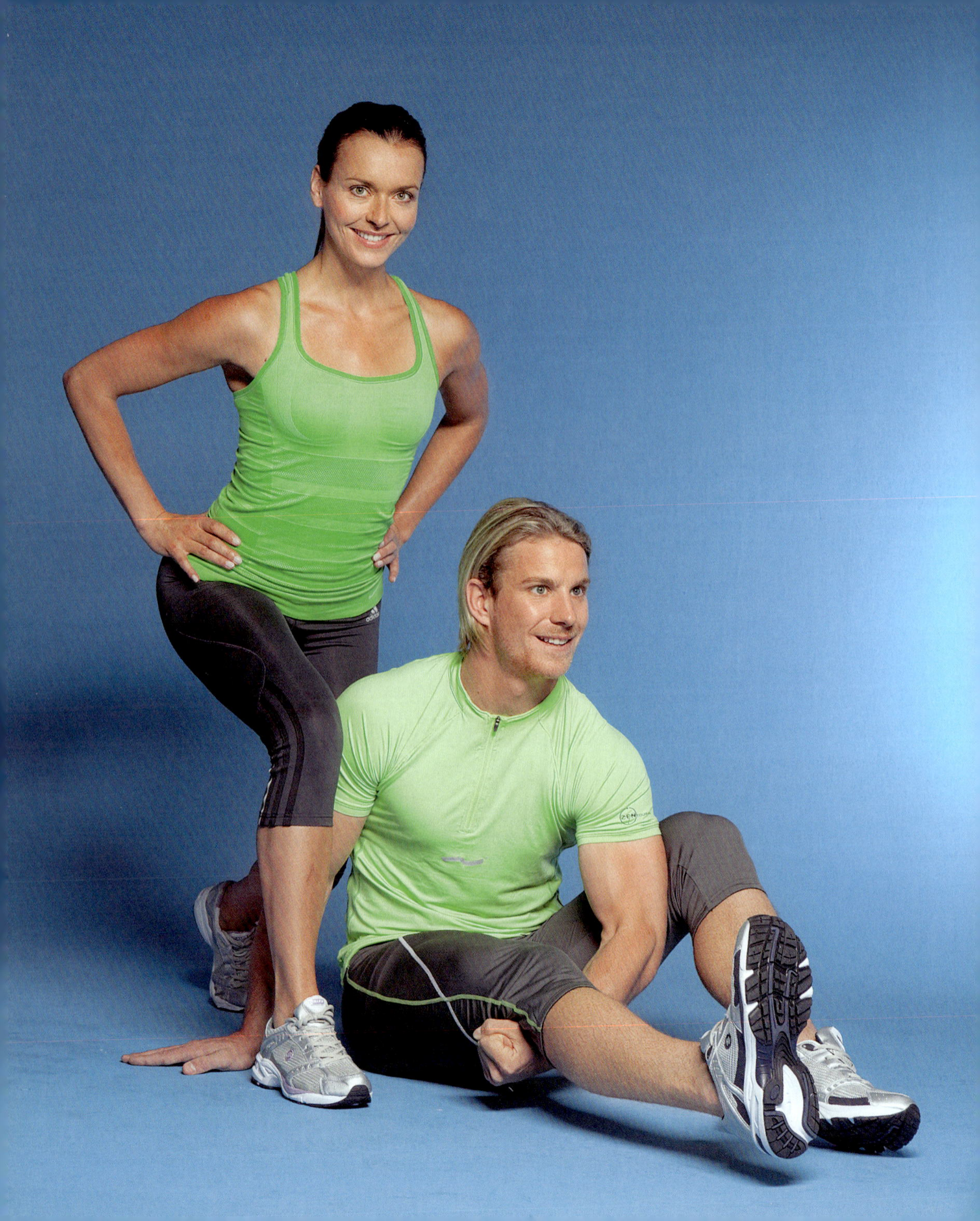

PROGRAMMES ET TESTS – LES CLÉS DE LA RÉUSSITE

Pour être efficace, un entraînement doit reposer sur deux facteurs : le bon enchaînement d'exercices et une motivation suffisante. C'est ce que vous propose ce chapitre : des programmes d'entraînement éprouvés répondant à différents objectifs et adaptés à tous les emplois du temps, et des tests pour mesurer vos progrès en toute objectivité – et vous accrocher avec encore plus d'enthousiasme. Faites votre choix !

LES PROGRAMMES MAXXF

Découvrez nos programmes de musculation, nos programmes combinés et nos programmes d'étirement adaptés à chacun. Avant de vous lancer, consultez les informations générales sur la méthode maxxF (chapitre 1), ainsi que les descriptifs détaillés des différents exercices (chapitre 2). Vous pourrez ainsi tirer pleinement parti de l'efficacité de notre méthode d'entraînement et développer une forme éclatante.

Le miniprogramme de 5 minutes pour les pressés : « Très court et très efficace »

Il n'y a pas plus court – et pourtant tous les principaux muscles sont sollicités. Facile à intégrer dans son emploi du temps, ce programme travaille de manière efficace le bas du dos, les fessiers, les cuisses, les pectoraux, les triceps et la partie antérieure des deltoïdes. Que demander de plus ?

Contenu d'une séance : 3 exercices (1 à 3), 4 séries

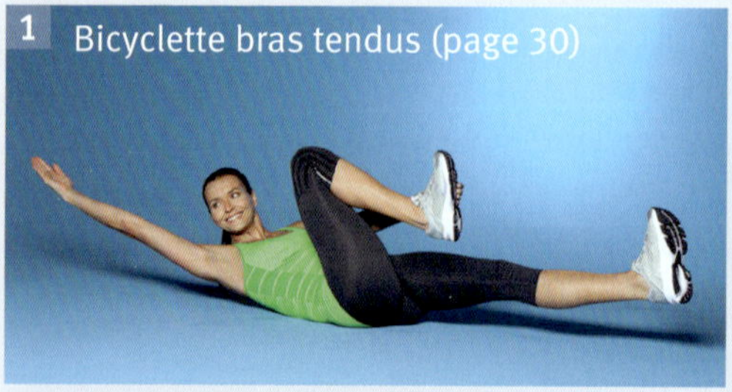

1 Bicyclette bras tendus (page 30)

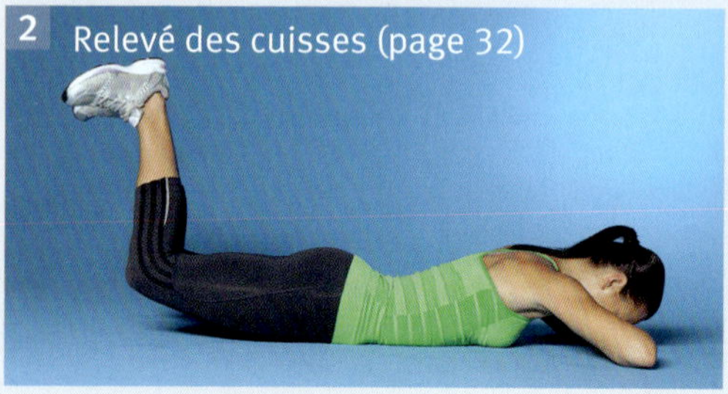

2 Relevé des cuisses (page 32)

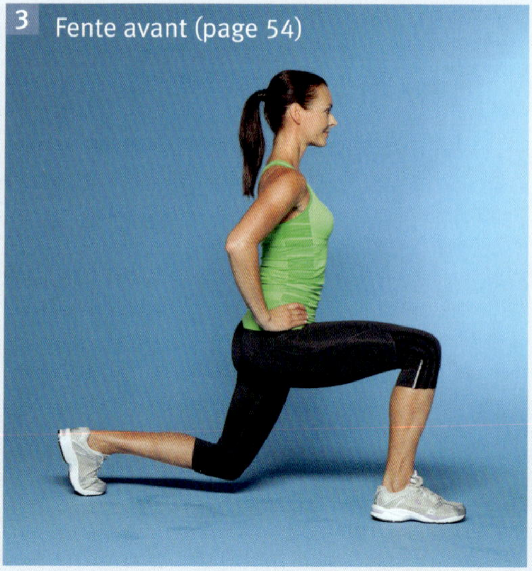

3 Fente avant (page 54)

Le programme doux de 10 minutes pour débutant prudent :

« Tous les débuts sont faciles »

Au début, ce n'est pas l'intensité ni la quantité qui compte, mais la régularité. Ce programme vous met le pied à l'étrier et vous aide à tenir bon : seulement 10 minutes et des variantes d'exercices faciles.

Contenu d'une séance : 6 exercices (1 à 6), 8 séries

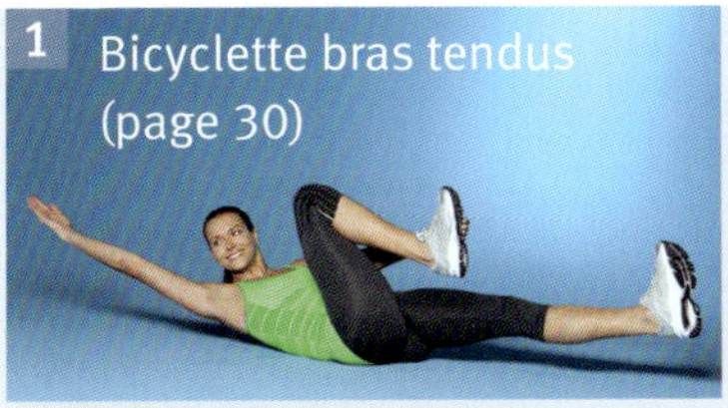
1 Bicyclette bras tendus (page 30)

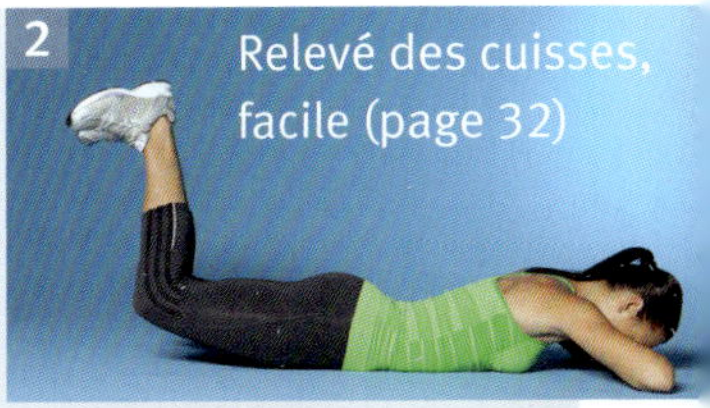
2 Relevé des cuisses, facile (page 32)

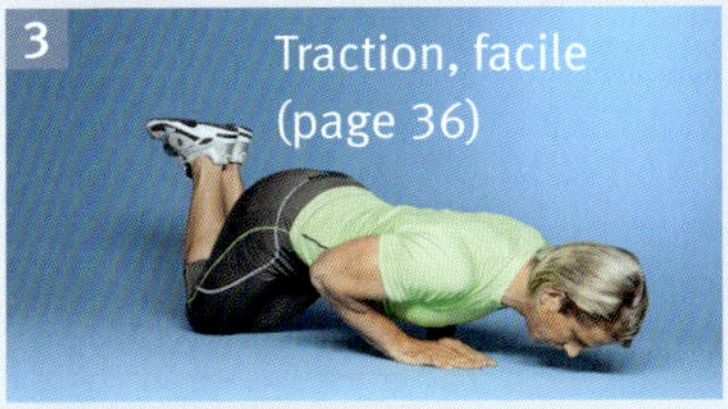
3 Traction, facile (page 36)

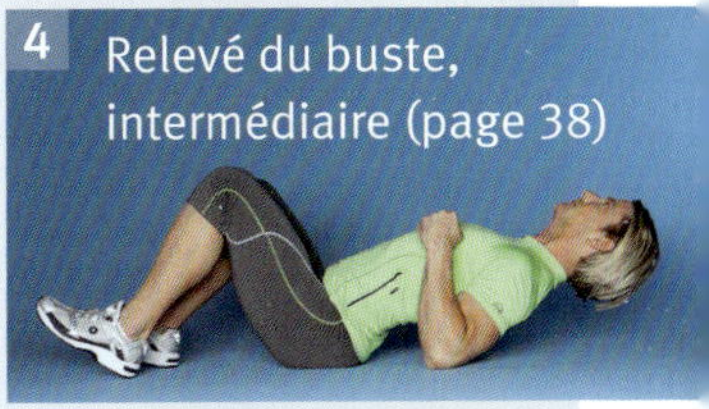
4 Relevé du buste, intermédiaire (page 38)

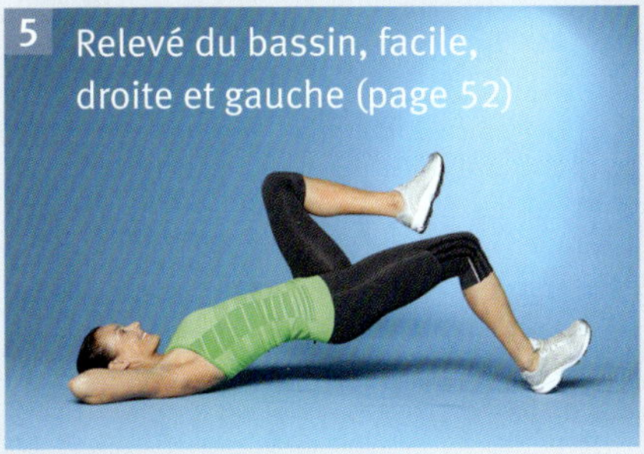
5 Relevé du bassin, facile, droite et gauche (page 52)

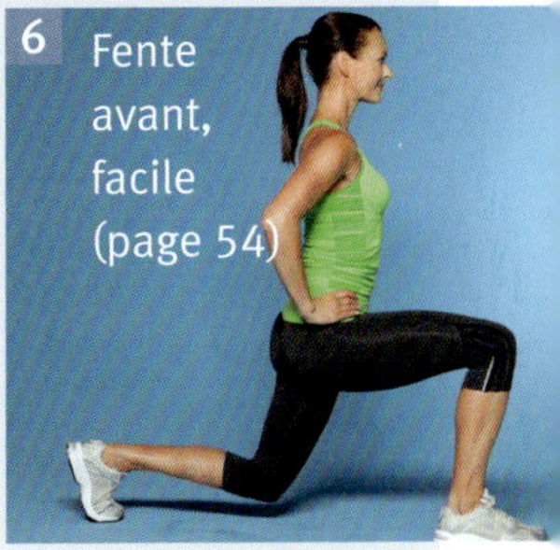
6 Fente avant, facile (page 54)

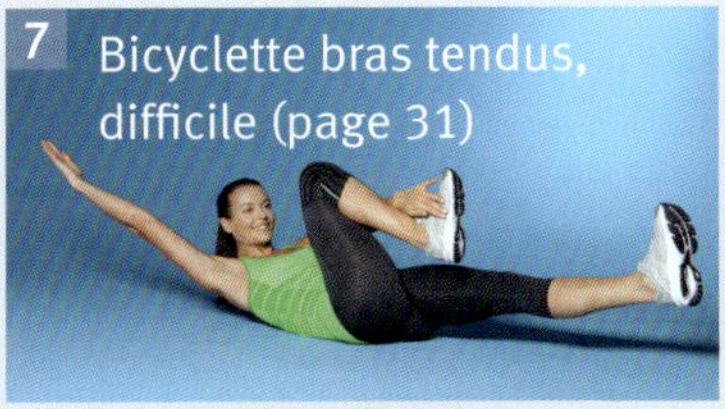
7 Bicyclette bras tendus, difficile (page 31)

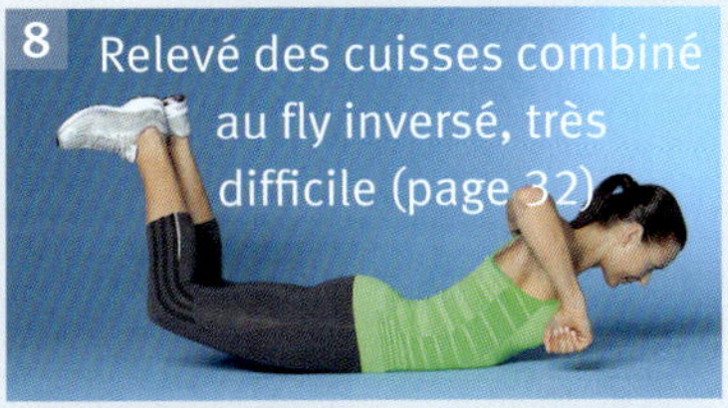
8 Relevé des cuisses combiné au fly inversé, très difficile (page 32)

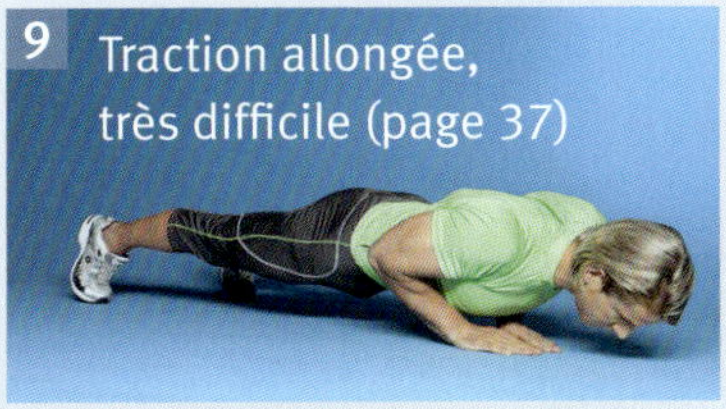
9 Traction allongée, très difficile (page 37)

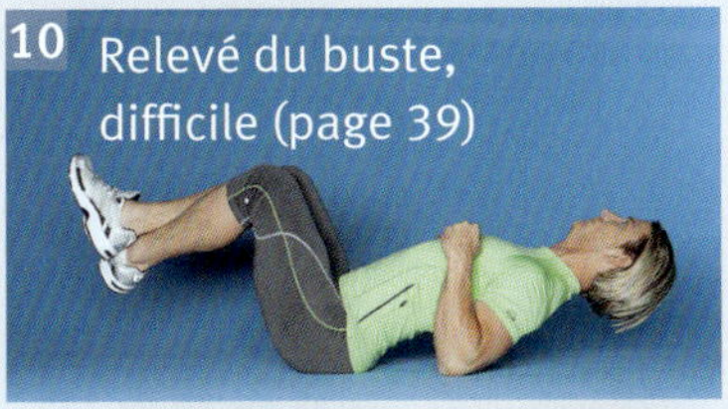
10 Relevé du buste, difficile (page 39)

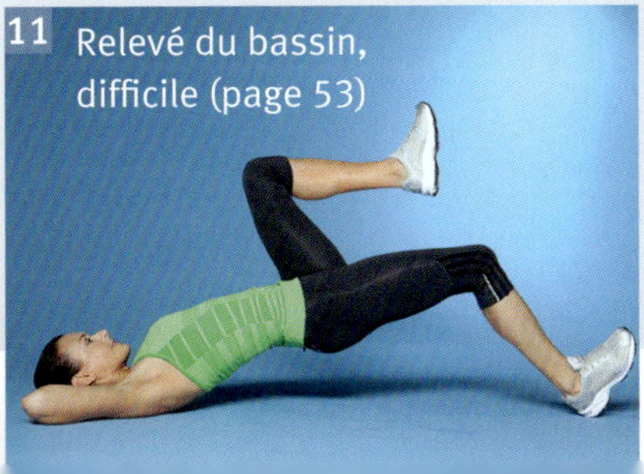
11 Relevé du bassin, difficile (page 53)

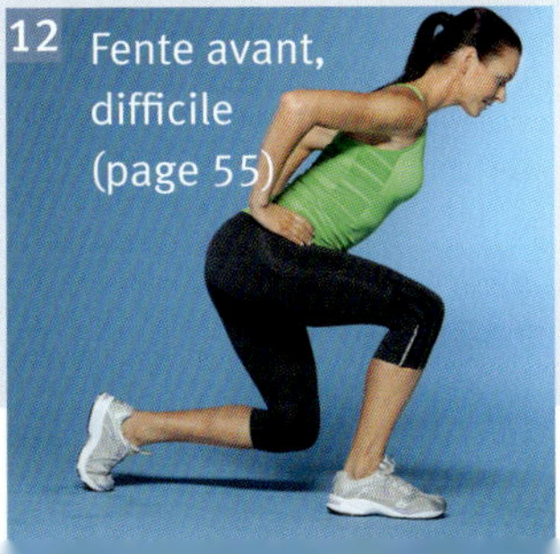
12 Fente avant, difficile (page 55)

Le programme de 10 minutes pour sportif confirmé :

« Court, dur, efficace »

Une intensité accrue, un vrai défi – vous serez récompensé par vos progrès.

Contenu d'une séance : 6 exercices (7 à 12), 8 séries (16 pour un entraînement en 2 séries)

Le programme de 15 minutes :
« Fini le mal de dos »

Quelques séances d'entraînement suffisent généralement pour obtenir les premiers résultats positifs. S'il arrive que le miracle perdure, c'est toutefois en vous entraînant régulièrement que vous parviendrez à vous défaire de vos douleurs. En cas de problème préexistant, consultez d'abord votre médecin.

Contenu d'une séance : 7 exercices (1 à 7), 9 séries

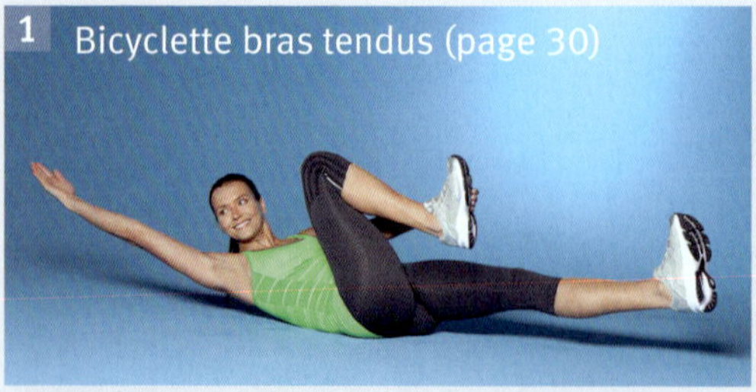

1 Bicyclette bras tendus (page 30)

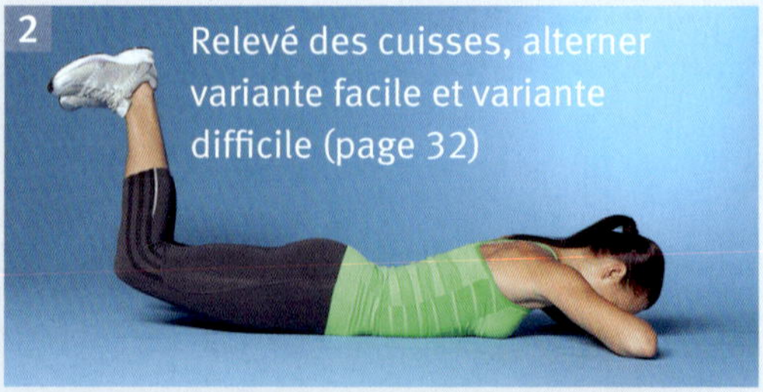

2 Relevé des cuisses, alterner variante facile et variante difficile (page 32)

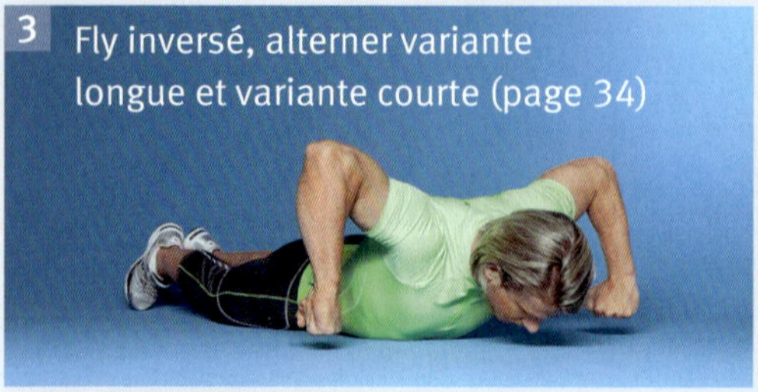

3 Fly inversé, alterner variante longue et variante courte (page 34)

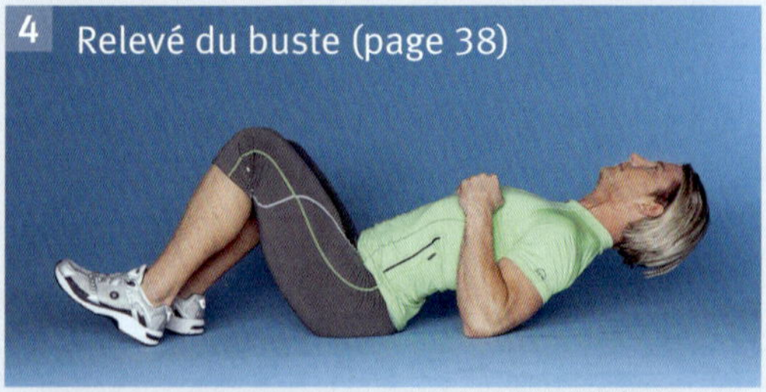

4 Relevé du buste (page 38)

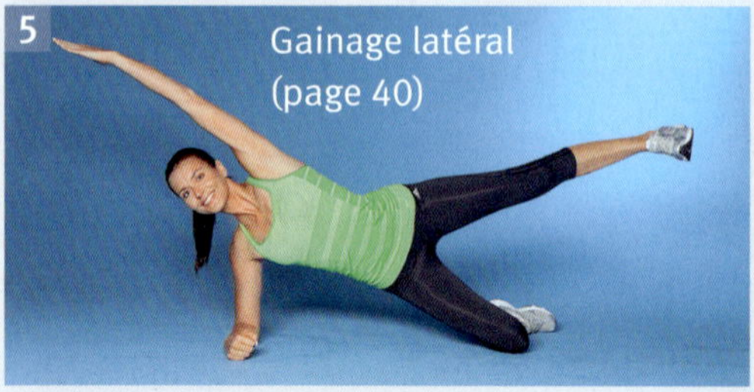

5 Gainage latéral (page 40)

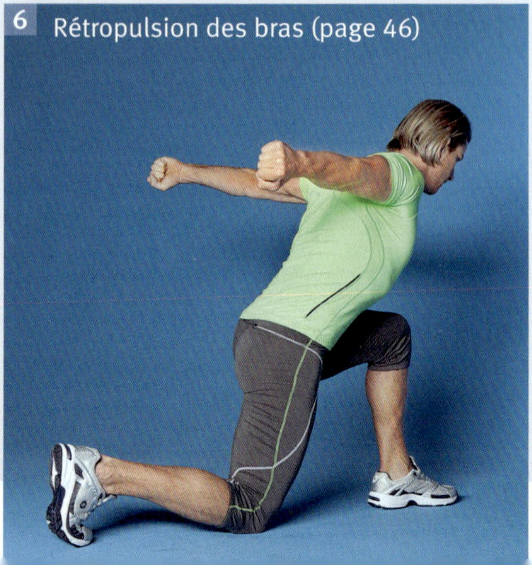

6 Rétropulsion des bras (page 46)

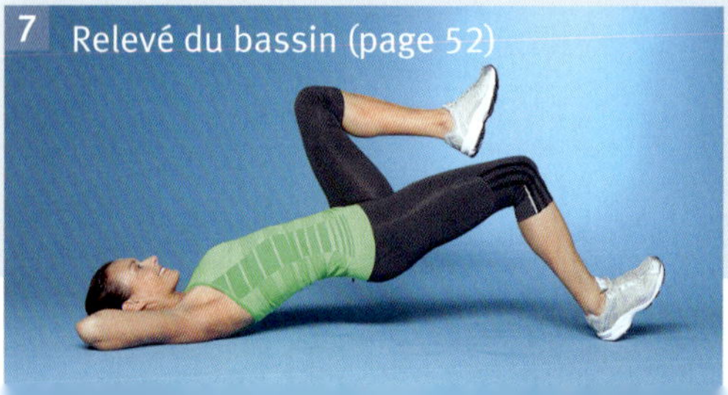

7 Relevé du bassin (page 52)

Le programme en 2 séries de 30 minutes pour le ventre, les jambes et les fesses :
« Exit les zones à problèmes »

Le programme le plus efficace pour redessiner la silhouette. Si vous manquez de temps, ne faites qu'un cycle de programme (15 minutes).

Contenu d'une séance : 7 exercices (1 à 7), 24 séries en entraînement en 2 séries (12 en entraînement en 1 série)

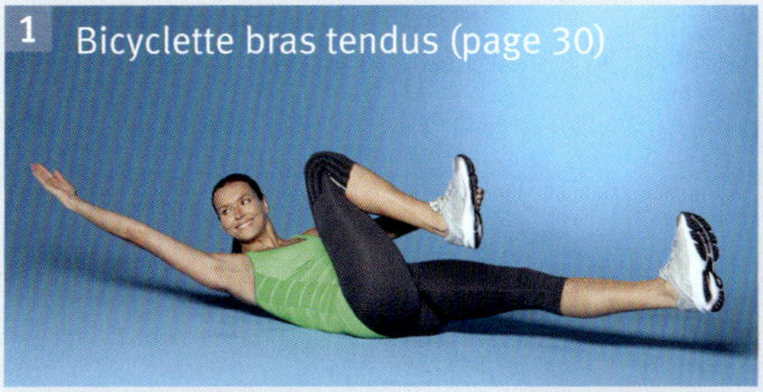
1 Bicyclette bras tendus (page 30)

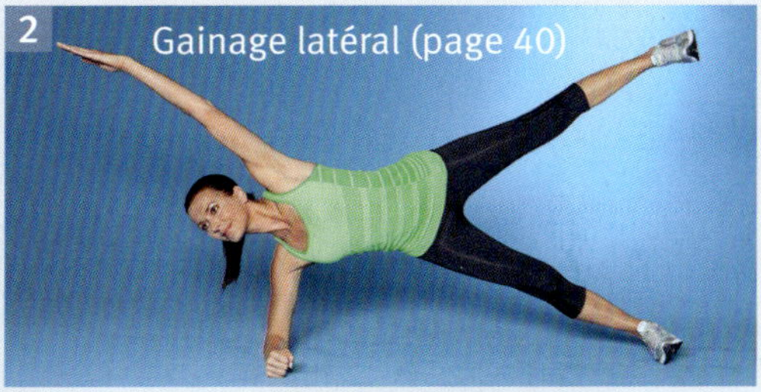
2 Gainage latéral (page 40)

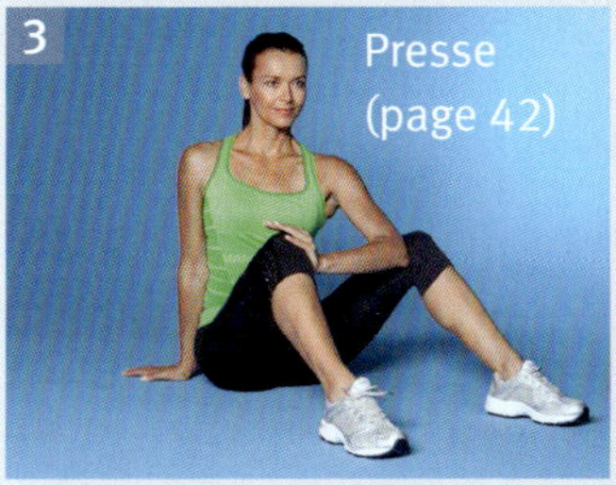
3 Presse (page 42)

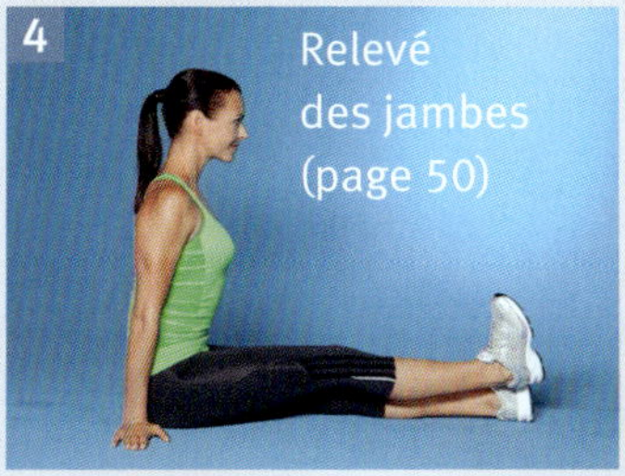
4 Relevé des jambes (page 50)

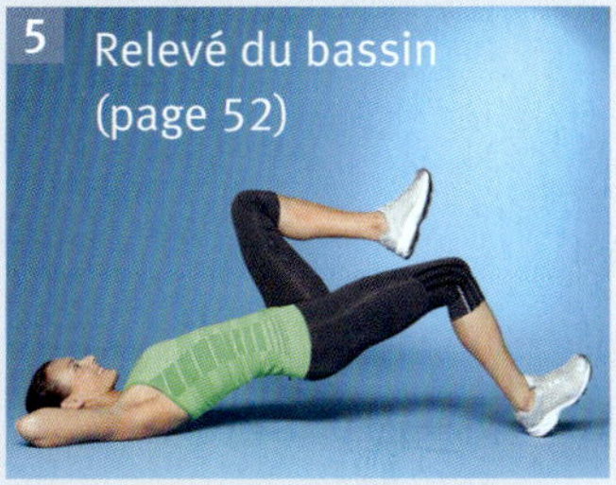
5 Relevé du bassin (page 52)

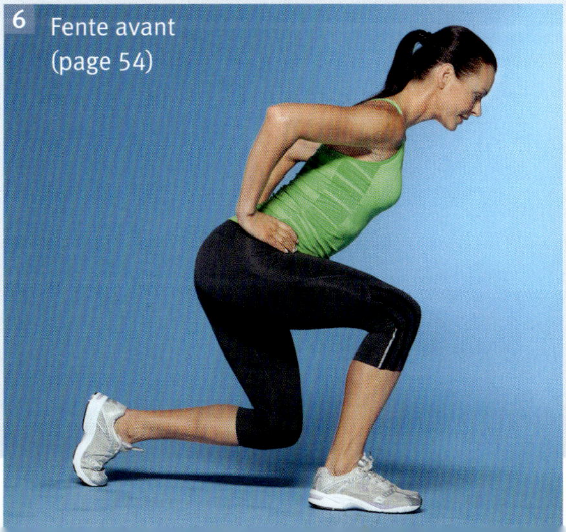
6 Fente avant (page 54)

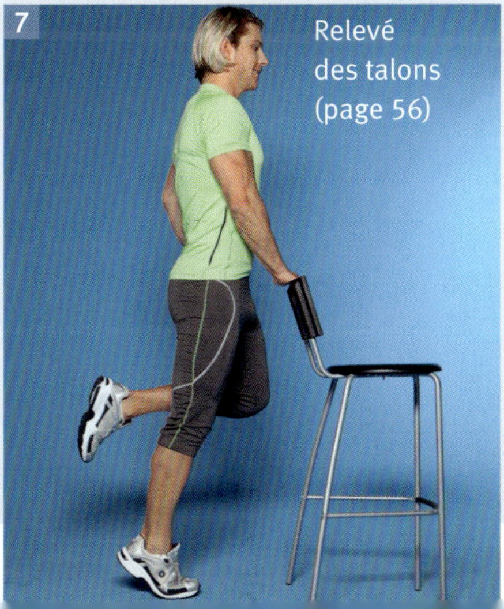
7 Relevé des talons (page 56)

Le programme de musculation et d'étirement combiné de 15 minutes :

« Court, complet, efficace »

Les débutants choisiront les variantes faciles des exercices de musculation et opteront pour des étirements doux.
Les sportifs confirmés pourront faire de ce programme un entraînement intensif de courte durée en choisissant les variantes des exercices les plus difficiles qu'ils maîtrisent et en s'étirant intensivement.

Contenu d'une séance : 5 exercices de musculation et 5 d'étirement (1 à 10), 6 séries de musculation et 9 d'étirement

Durée des étirements par exercice : environ 20 secondes pour les étirements doux et 30 secondes pour les étirements intensifs

POUR TOUS LES PROGRAMMES

Certains exercices et certains étirements doivent être effectués vers la droite et vers la gauche. Ne soyez donc pas étonné si le nombre d'exercices prévus dans les programmes ne correspond pas toujours au nombre de séries.
Le programme combiné de 15 minutes comporte par exemple 5 exercices de musculation pour 6 séries, car la fente avant sollicite les deux jambes. De la même manière, certains étirements sont exécutés vers la droite et vers la gauche.

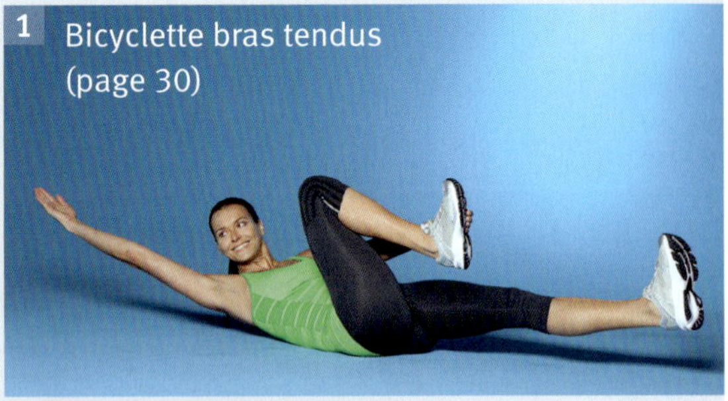

1 Bicyclette bras tendus (page 30)

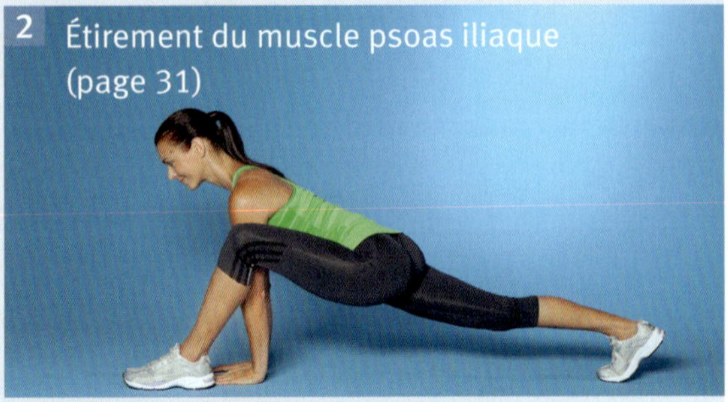

2 Étirement du muscle psoas iliaque (page 31)

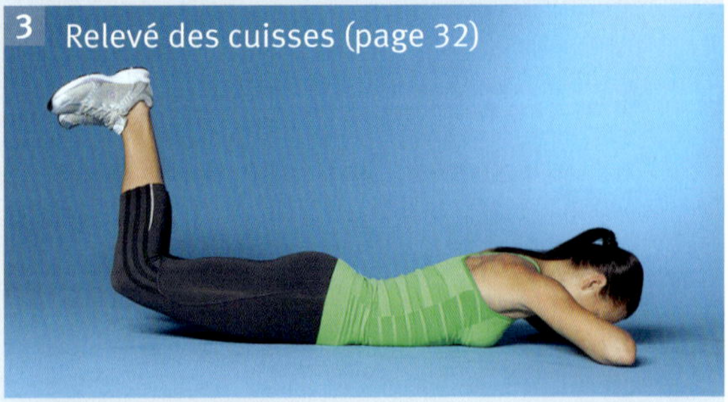

3 Relevé des cuisses (page 32)

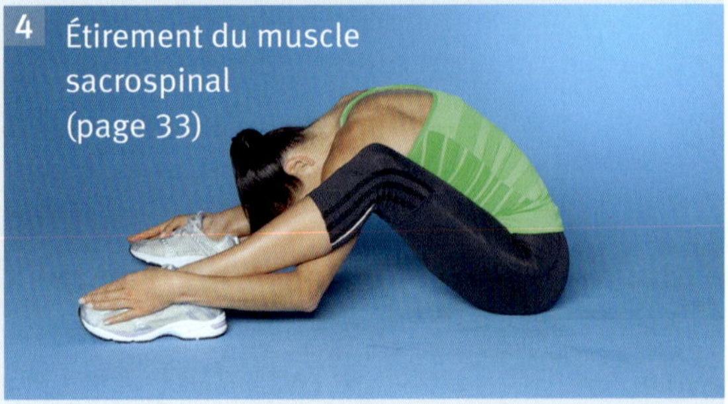

4 Étirement du muscle sacrospinal (page 33)

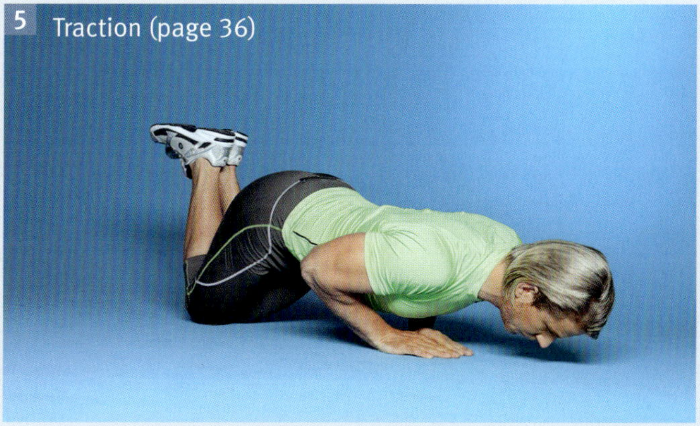

5 Traction (page 36)

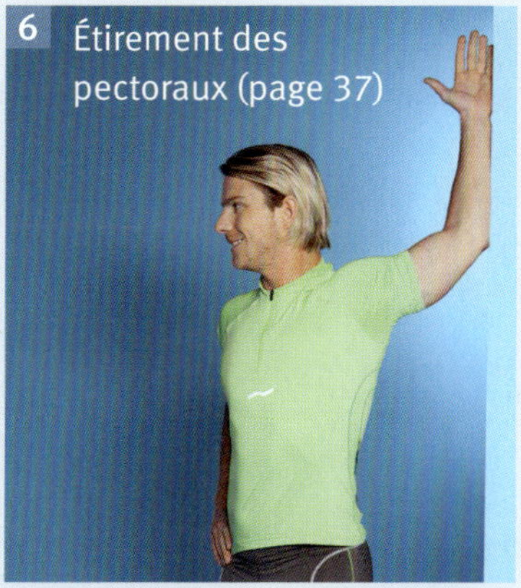

6 Étirement des pectoraux (page 37)

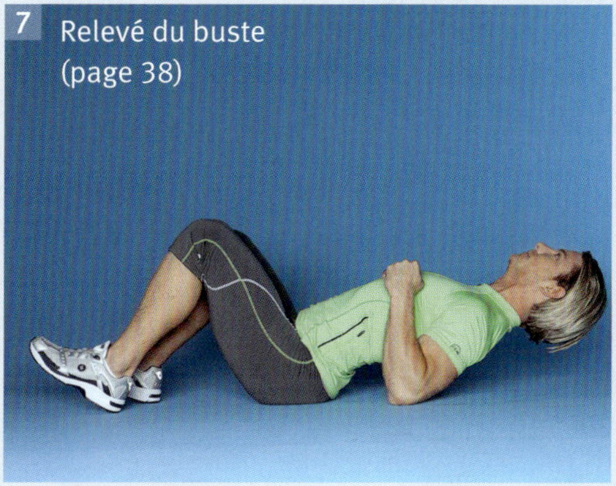

7 Relevé du buste (page 38)

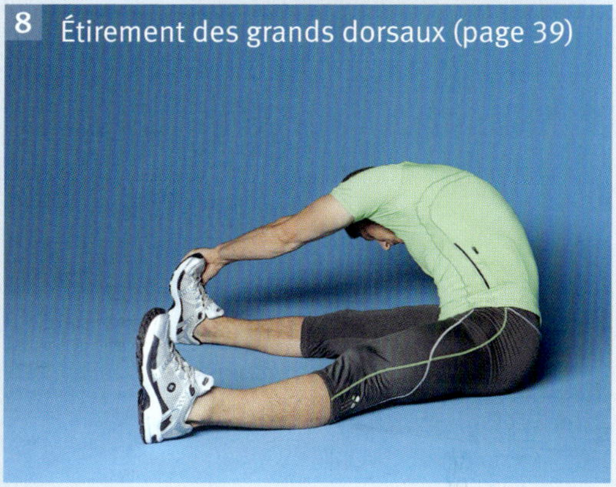

8 Étirement des grands dorsaux (page 39)

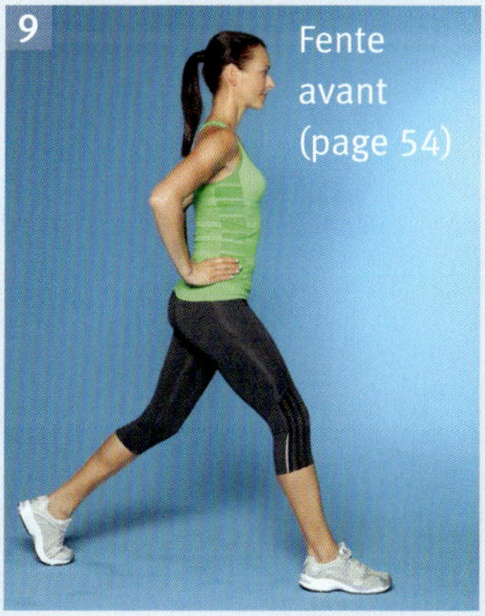

9 Fente avant (page 54)

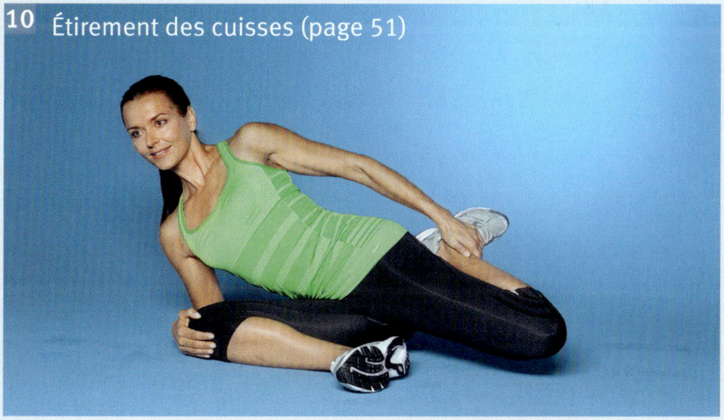

10 Étirement des cuisses (page 51)

Le programme combiné de 25 minutes pour le dos : « Faites du bien à votre dos »

Ce programme propose des exercices de musculation modérés à intensifs et, surtout au début, des étirements relativement doux. Tenez toujours compte de la capacité de résistance de votre dos.

Contenu d'une séance : 7 exercices de musculation et 7 d'étirement (1 à 14), 10 séries de musculation et 12 d'étirement

Durée des étirements par exercice : environ 20 secondes

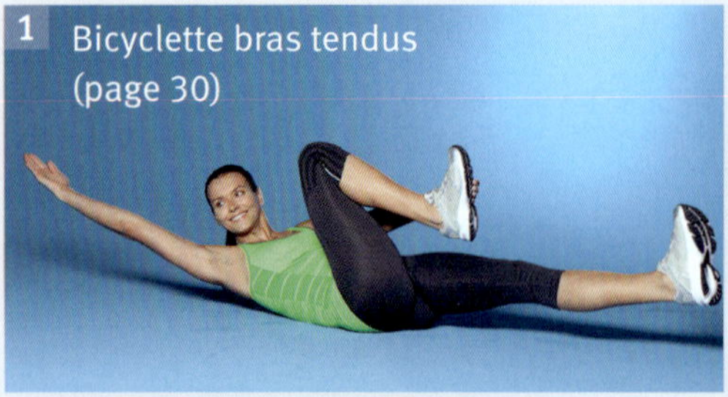
1 Bicyclette bras tendus (page 30)

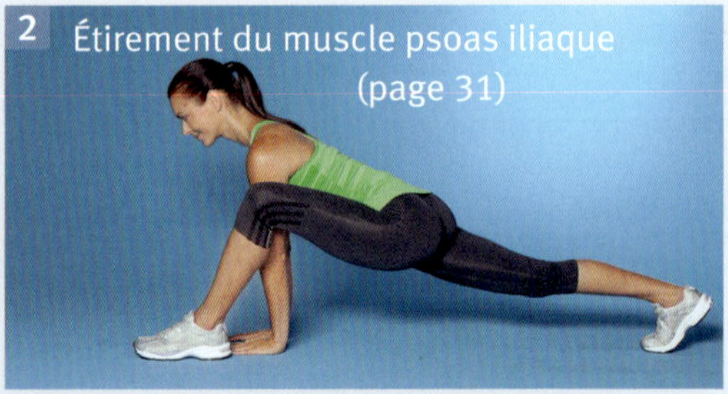
2 Étirement du muscle psoas iliaque (page 31)

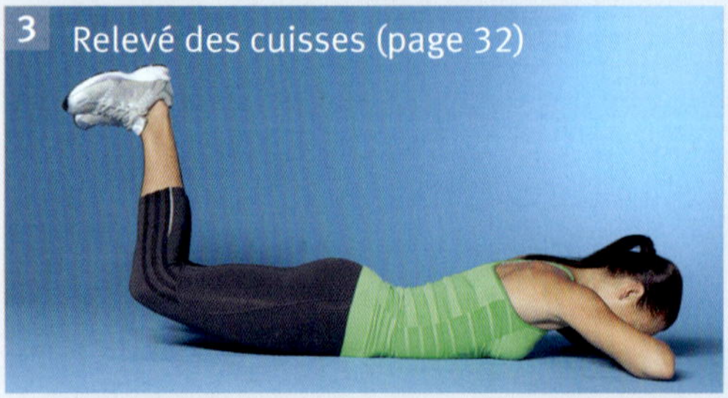
3 Relevé des cuisses (page 32)

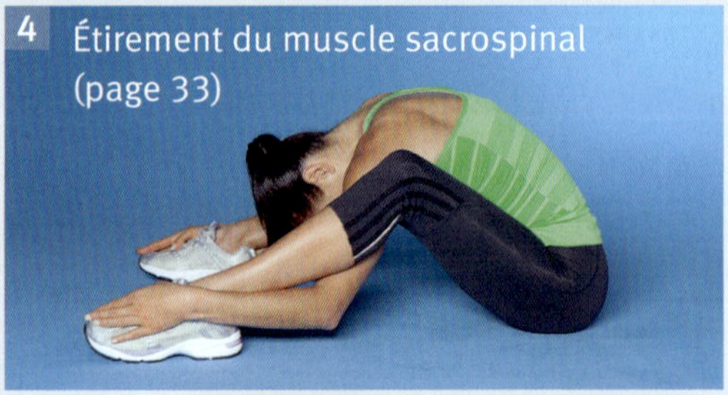
4 Étirement du muscle sacrospinal (page 33)

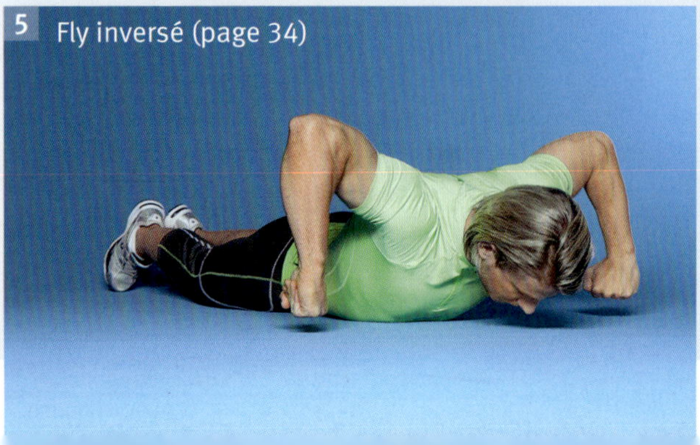
5 Fly inversé (page 34)

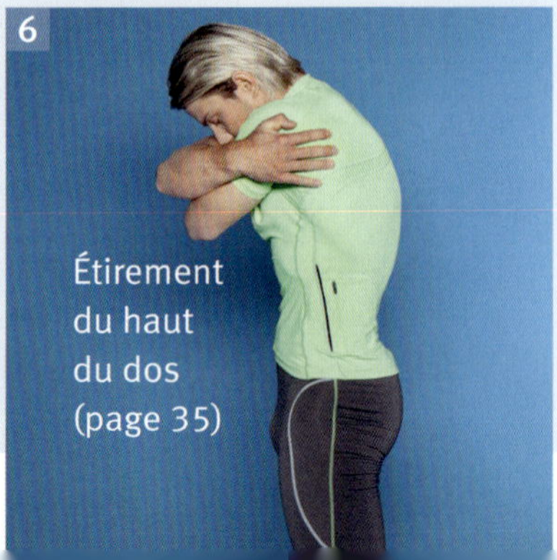
6 Étirement du haut du dos (page 35)

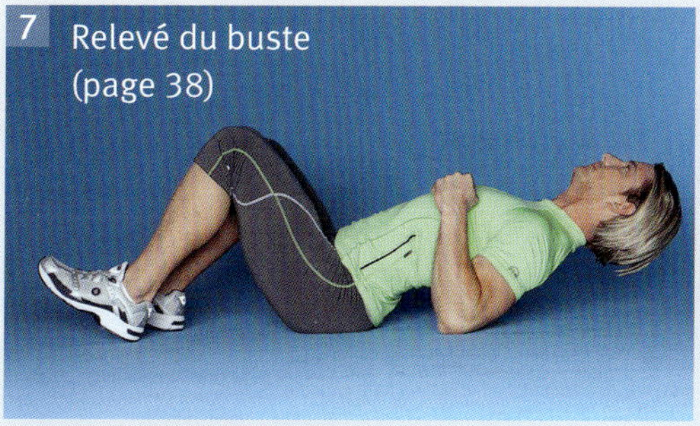
7 Relevé du buste (page 38)

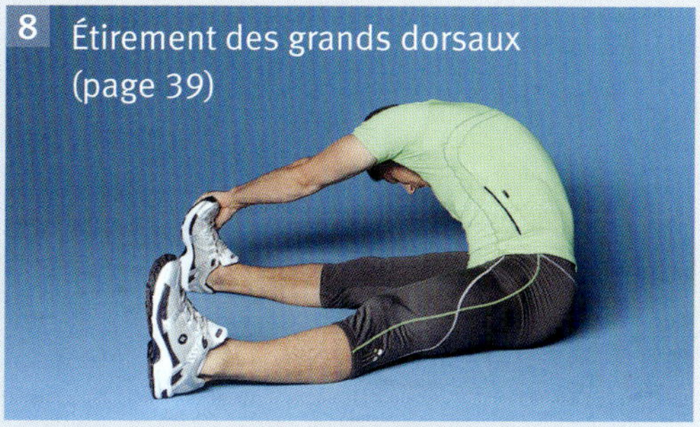
8 Étirement des grands dorsaux (page 39)

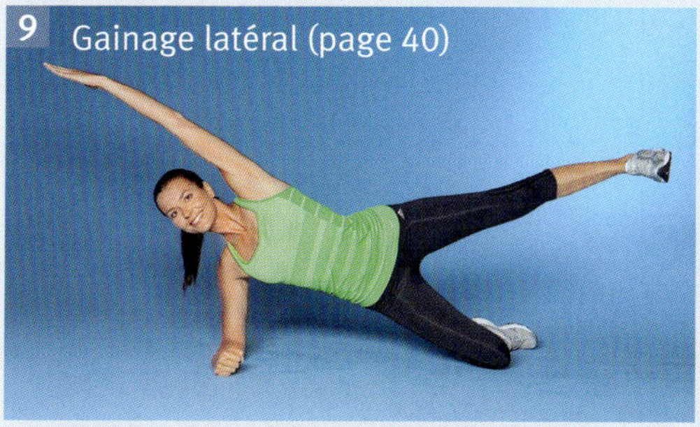
9 Gainage latéral (page 40)

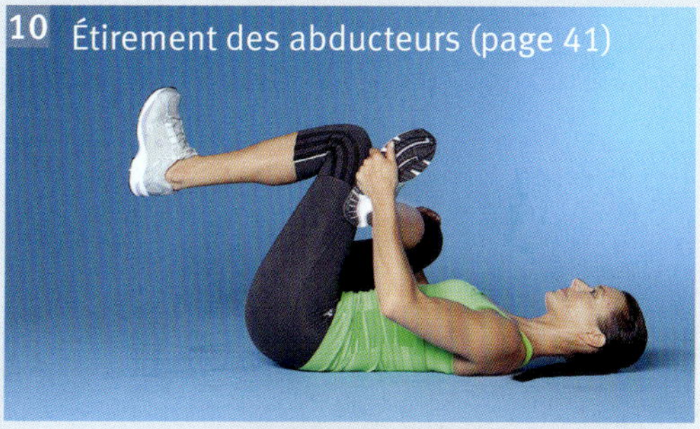
10 Étirement des abducteurs (page 41)

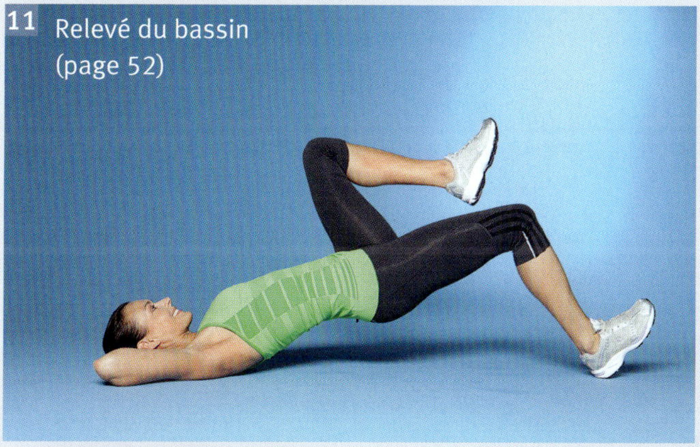
11 Relevé du bassin (page 52)

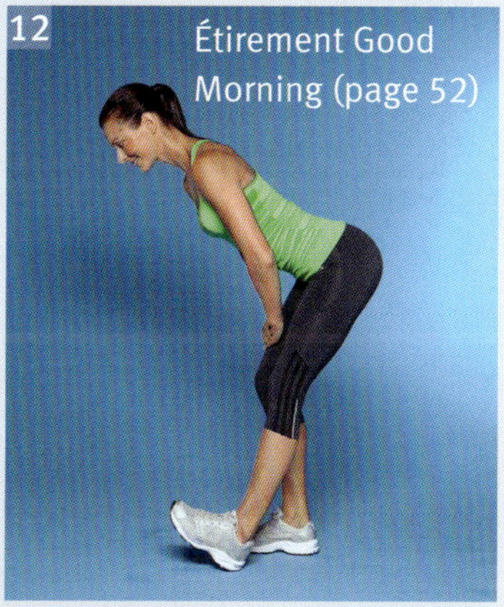
12 Étirement Good Morning (page 52)

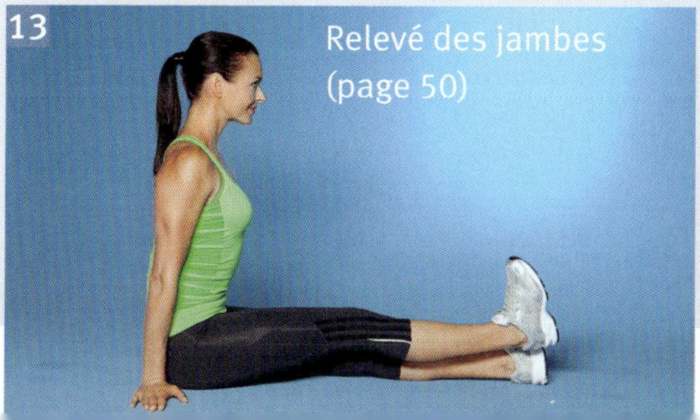
13 Relevé des jambes (page 50)

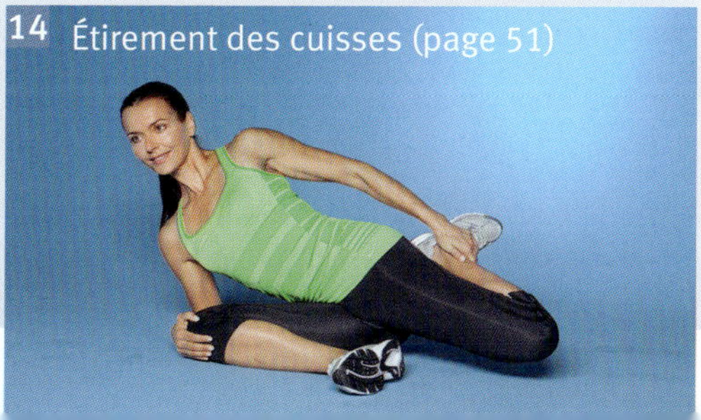
14 Étirement des cuisses (page 51)

Le programme combiné de 25 minutes : « Amélioration maximale de la force musculaire et de la mobilité »

Pour ce programme, nous avons sélectionné presque uniquement des exercices pour lesquels il existe des exercices d'étirement permettant un travail intensif. Les exercices de musculation les plus difficiles associés à des étirements intensifs, c'est la garantie d'un développement musculaire maximal.

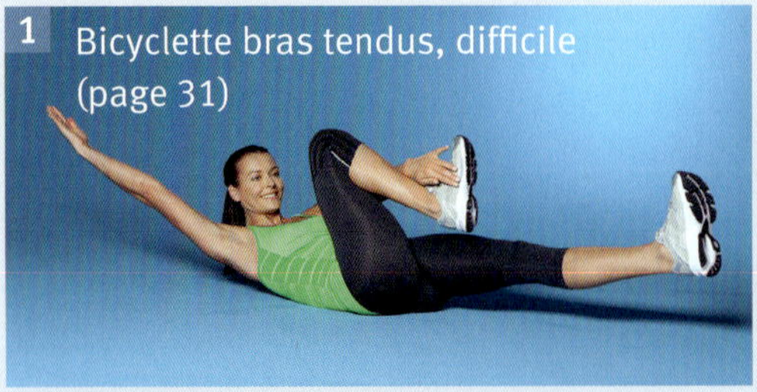

1 Bicyclette bras tendus, difficile (page 31)

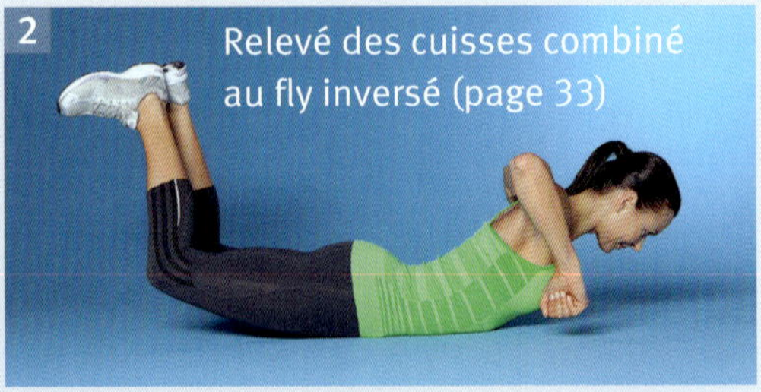

2 Relevé des cuisses combiné au fly inversé (page 33)

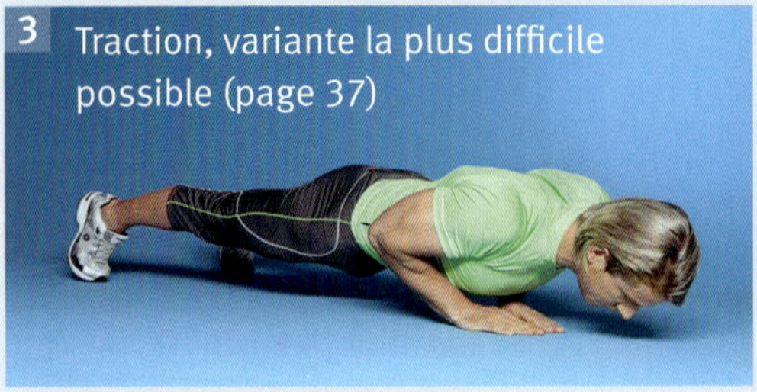

3 Traction, variante la plus difficile possible (page 37)

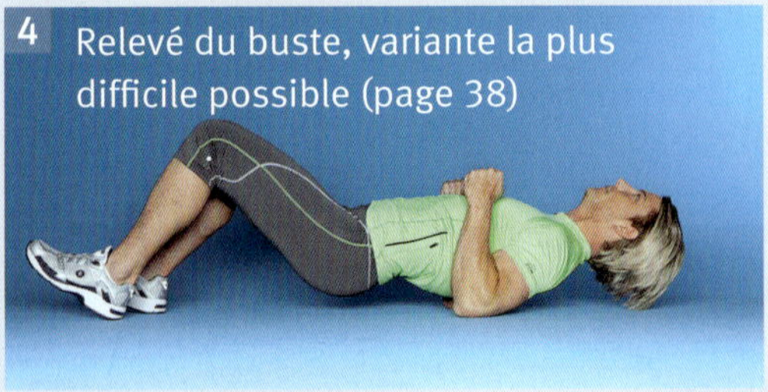

4 Relevé du buste, variante la plus difficile possible (page 38)

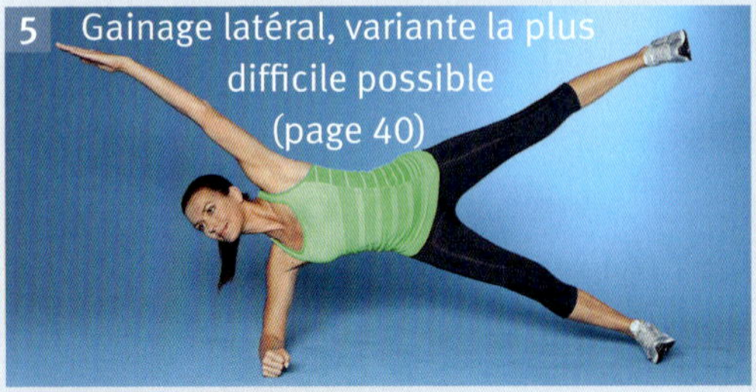

5 Gainage latéral, variante la plus difficile possible (page 40)

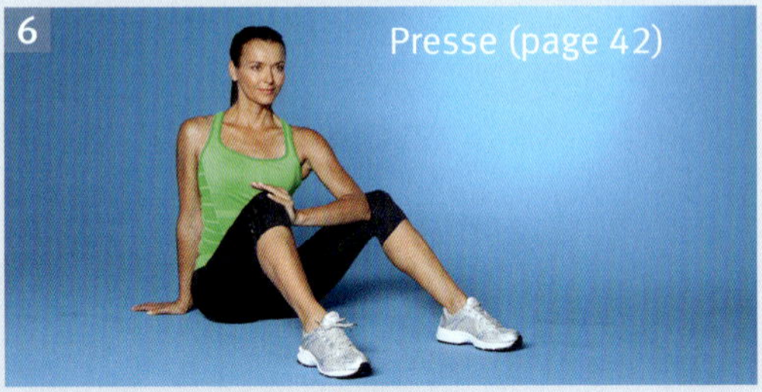

6 Presse (page 42)

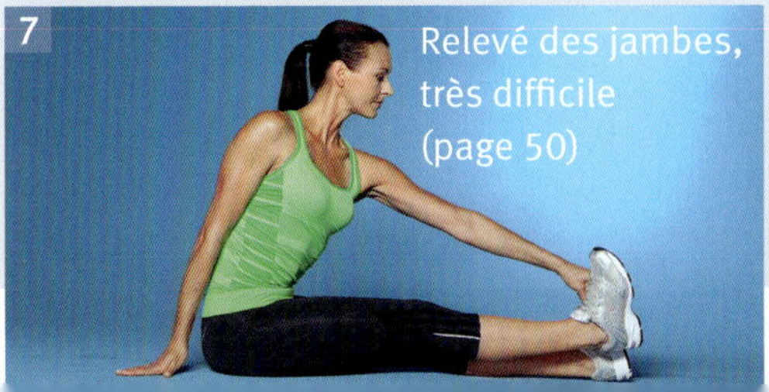

7 Relevé des jambes, très difficile (page 50)

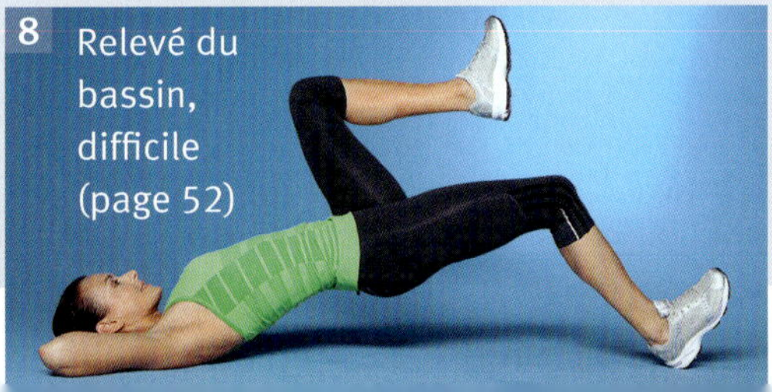

8 Relevé du bassin, difficile (page 52)

Contenu d'une séance : 8 exercices de musculation (1 à 8) et 9 d'étirement (9 à 17), 11 séries de musculation et 17 d'étirement (en 2 séries pour les confirmés)

Durée des étirements par exercice : 30 secondes

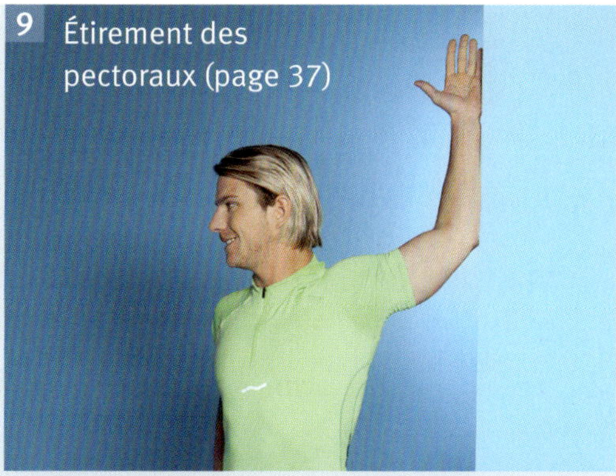
9 Étirement des pectoraux (page 37)

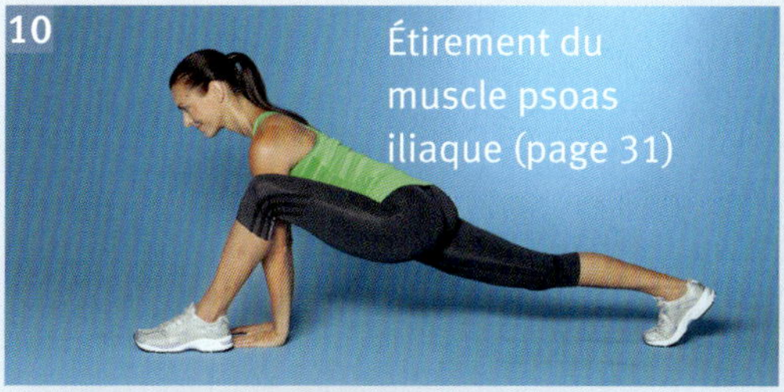
10 Étirement du muscle psoas iliaque (page 31)

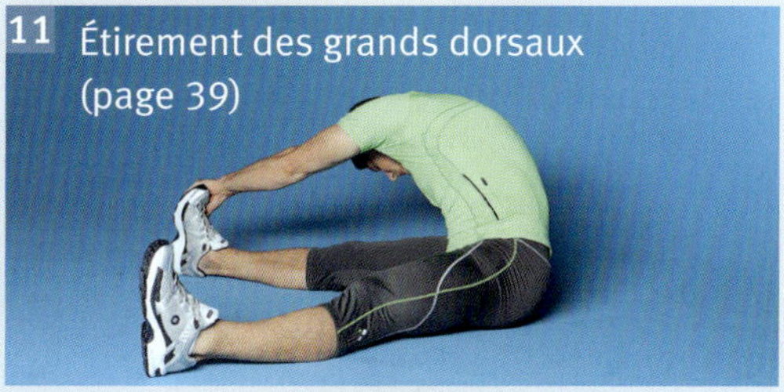
11 Étirement des grands dorsaux (page 39)

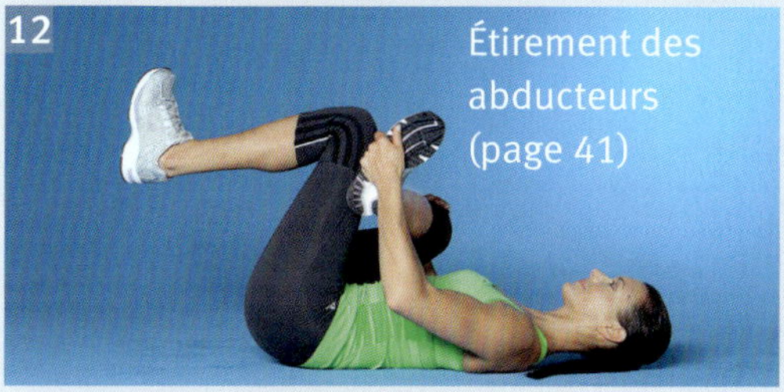
12 Étirement des abducteurs (page 41)

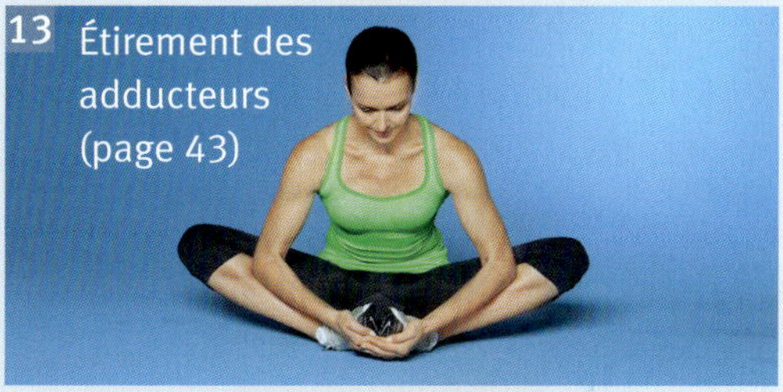
13 Étirement des adducteurs (page 43)

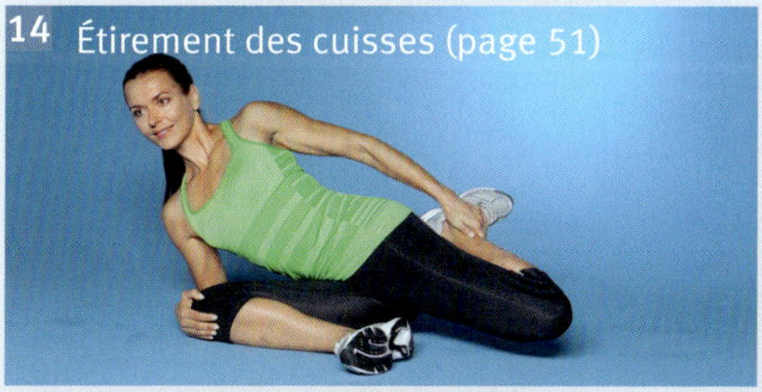
14 Étirement des cuisses (page 51)

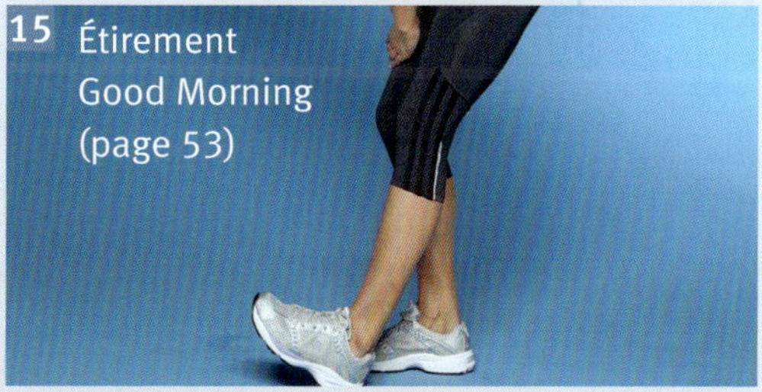
15 Étirement Good Morning (page 53)

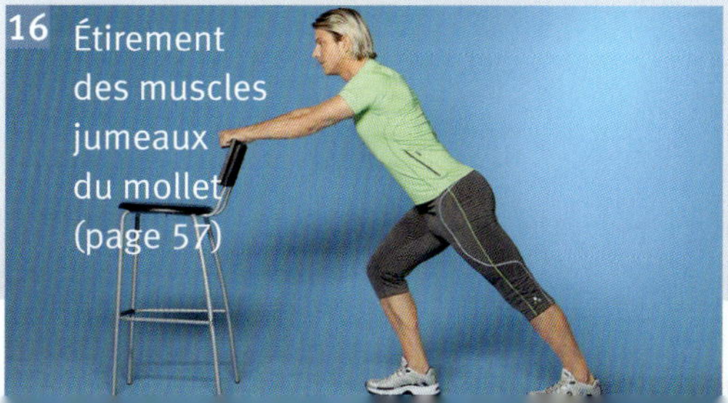
16 Étirement des muscles jumeaux du mollet (page 57)

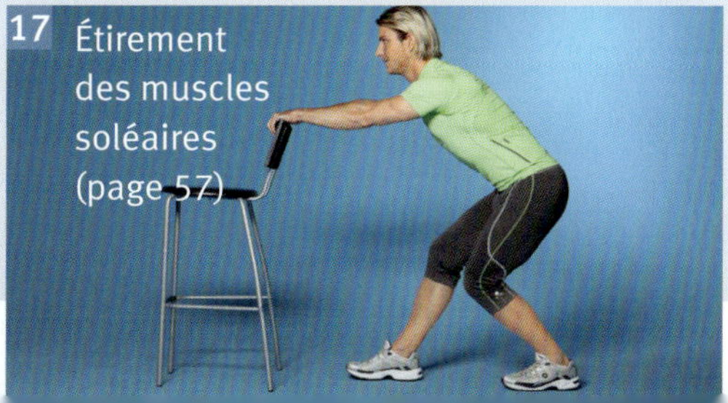
17 Étirement des muscles soléaires (page 57)

Le programme d'étirement de 10 minutes pour la détente : « S'étirer, expirer, se relaxer »

Détente optimale, par exemple pour le retour au calme. Étirez-vous en douceur, sentez vos muscles se délasser et voyez comme vous récupérez rapidement. Profitez de cette détente du corps et de l'esprit.

Contenu d'une séance : 7 exercices (1 à 7), 12 séries d'étirement

Durée des étirements par exercice : environ 20 secondes

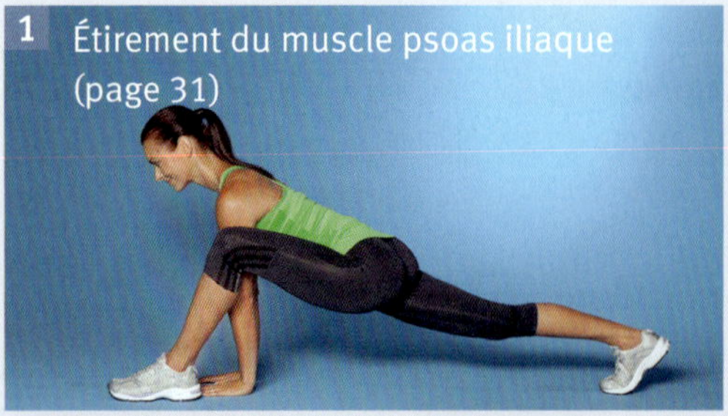

1 Étirement du muscle psoas iliaque (page 31)

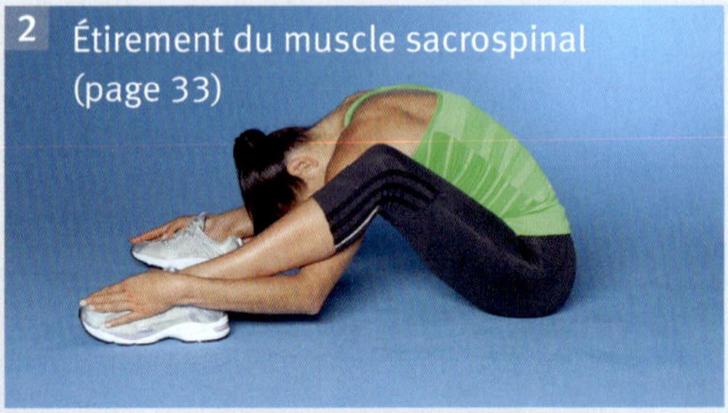

2 Étirement du muscle sacrospinal (page 33)

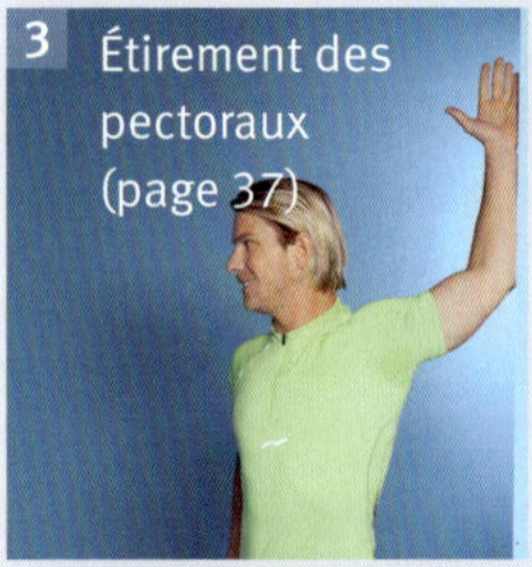

3 Étirement des pectoraux (page 37)

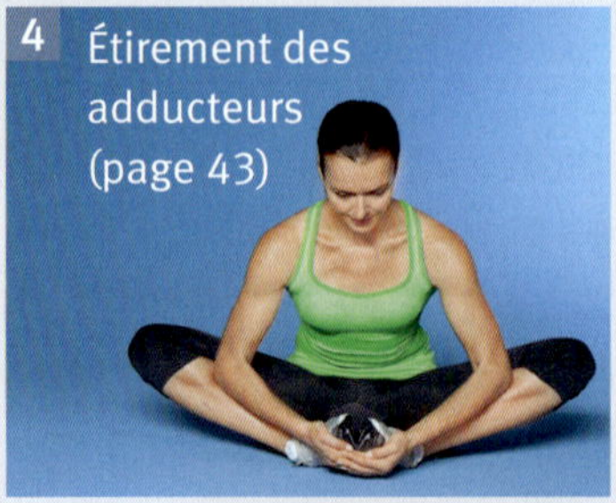

4 Étirement des adducteurs (page 43)

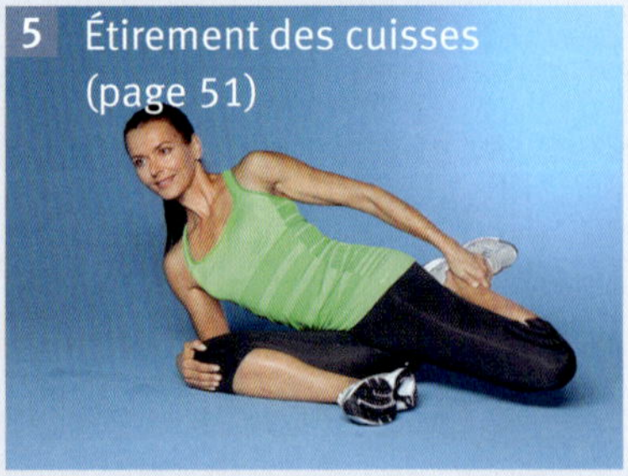

5 Étirement des cuisses (page 51)

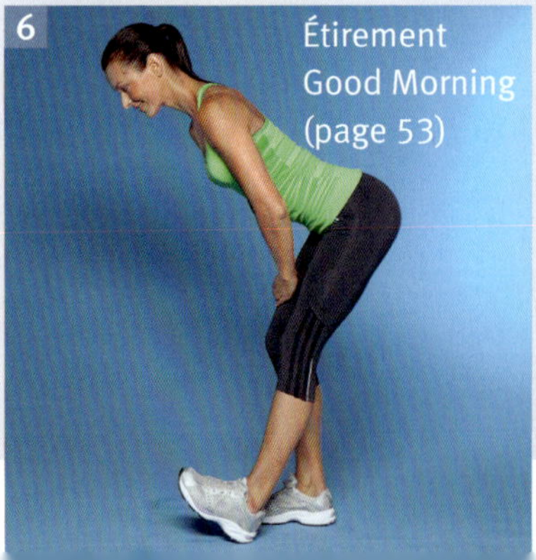

6 Étirement Good Morning (page 53)

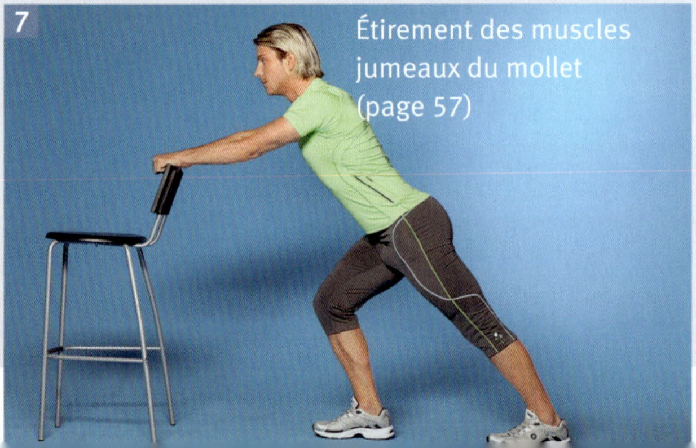

7 Étirement des muscles jumeaux du mollet (page 57)

Le programme d'étirement de 15 minutes :
« Développement musculaire par les étirements »

Développement musculaire grâce à des étirements intensifs. Exploitez l'intensité des étirements et l'efficacité des étirements finaux.

Contenu d'une séance : 9 exercices (1 à 9), 17 séries d'étirement (34 pour un entraînement en 2 séries)

Durée des étirements par exercice : 30 secondes

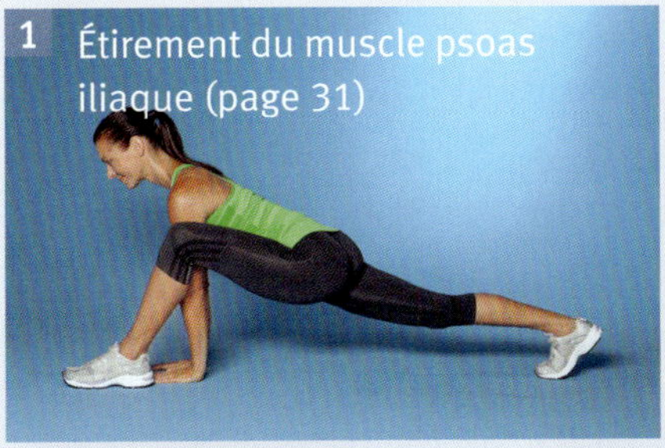
1 Étirement du muscle psoas iliaque (page 31)

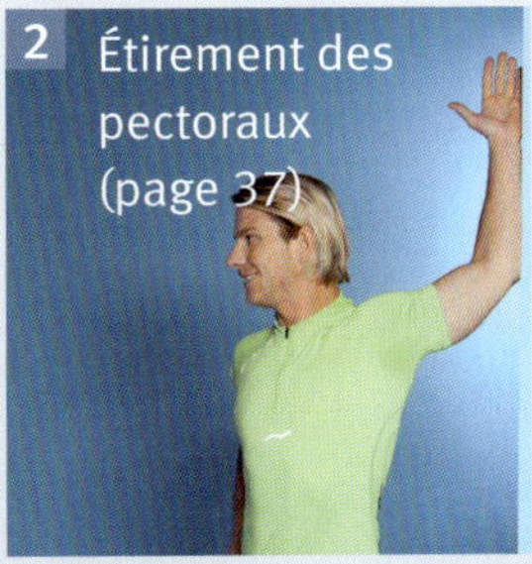
2 Étirement des pectoraux (page 37)

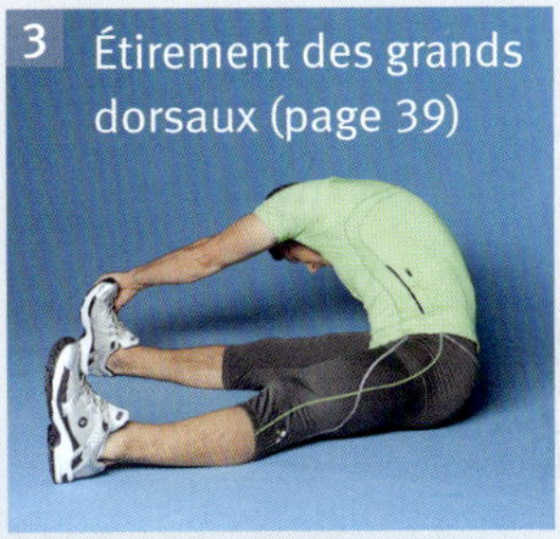
3 Étirement des grands dorsaux (page 39)

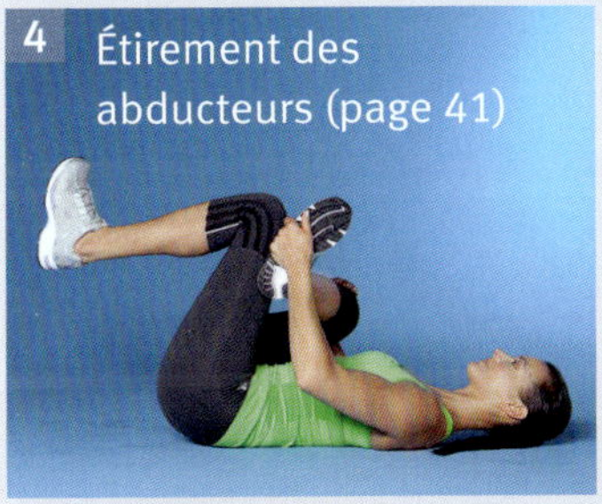
4 Étirement des abducteurs (page 41)

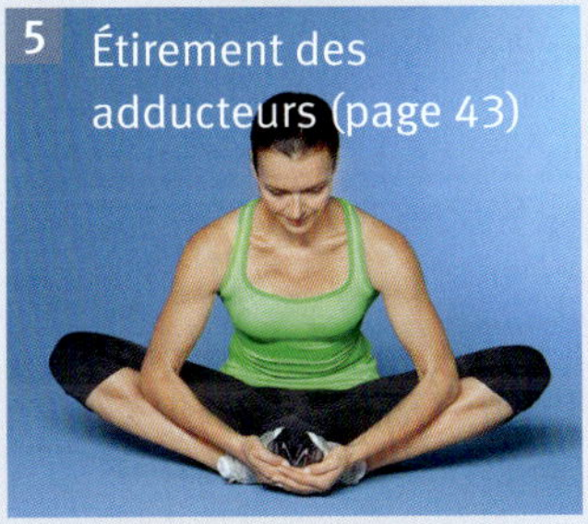
5 Étirement des adducteurs (page 43)

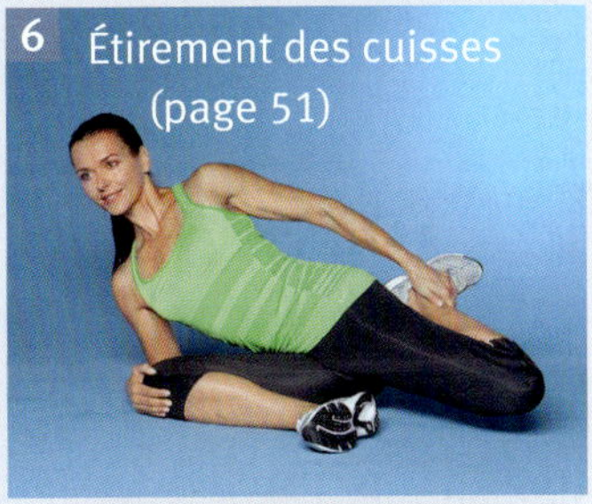
6 Étirement des cuisses (page 51)

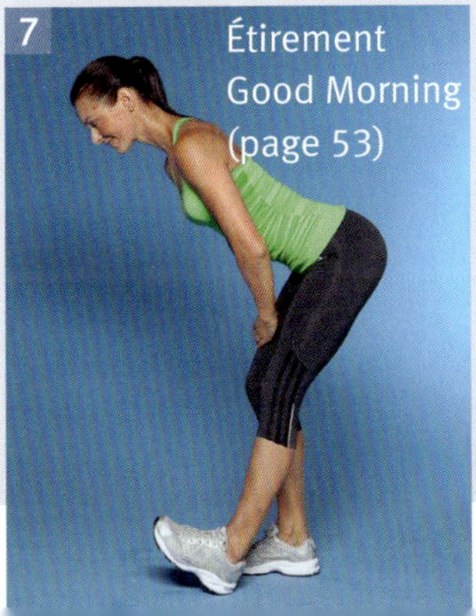
7 Étirement Good Morning (page 53)

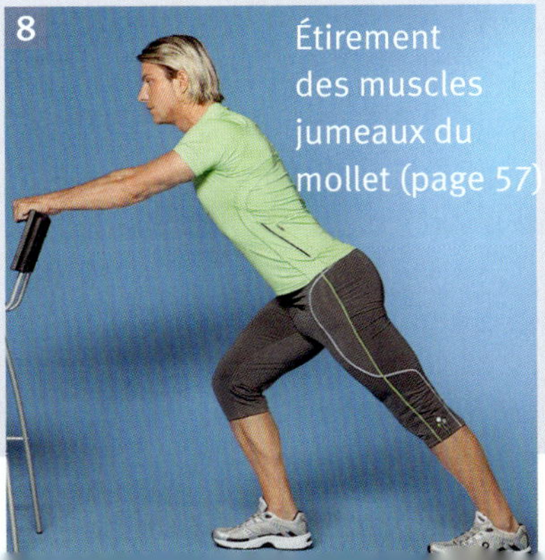
8 Étirement des muscles jumeaux du mollet (page 57)

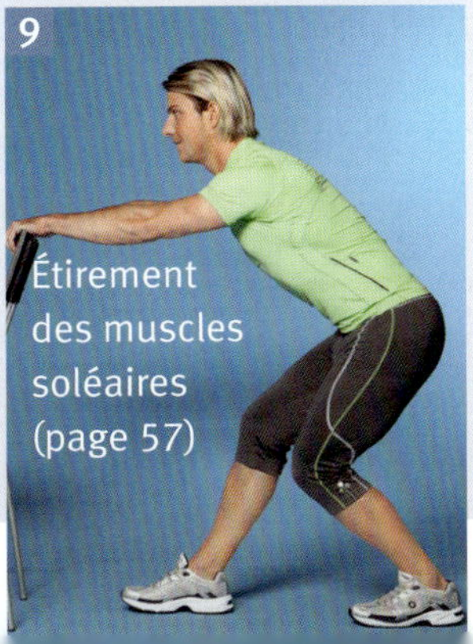
9 Étirement des muscles soléaires (page 57)

MOTIVEZ-VOUS : TESTEZ VOS PROGRÈS !

Les succès personnels donnent généralement des ailes. Tirez parti de cette source de motivation procurée par vos progrès. Des tests réguliers vous apporteront la preuve des performances réalisées. Ainsi, il vous sera plus facile de ne pas décrocher – et de vous rapprocher toujours plus de la silhouette de vos rêves.

INDISPENSABLE : LA RÉGULARITÉ

La longueur de vos séances, le nombre de séries ou l'intensité de votre travail importent moins que la régularité de vos entraînements. Les périodes d'inactivité trop longues réduisent à néant une grande partie des « bénéfices » acquis.

Il est très facile – et très stimulant – de mettre en place un suivi de la régularité de vos entraînements. Dans votre agenda ou votre planning, notez la lettre M les jours où vous avez fait une séance de musculation. Complétez en indiquant le nombre de minutes, par exemple M30 pour une séance de musculation de 30 minutes ou M5 pour une séance de musculation de 5 minutes. La lettre E désignera les séances d'étirement et les lettres ME les séances combinées. Si vous pratiquez par ailleurs un sport d'endurance (marche, jogging, vélo, etc.), ajoutez les lettres EN.

Faites le total à la fin du mois. Ce qui compte, c'est le nombre total de séances et de minutes. Pour les sportifs amateurs, 8 à 10 séances par mois et 60 à 90 minutes par semaine sont déjà très appréciables. Vous pouvez bien sûr aller plus loin en fonction de vos disponibilités et de vos objectifs.

TESTS DE FORCE

Les tests de force, qui vous permettent de comparer vos performances précédentes avec vos performances actuelles, vous donnent une bonne idée des progrès accomplis. Il ne sert à rien de se comparer à d'autres personnes car, dans tous nos exercices, le travail repose sur le poids et la taille personnels, ainsi que sur la longueur du levier. Restez concentré sur vos propres performances – vous serez étonné par la rapidité du développement de votre force musculaire.

Avant le premier test, exécutez trois à quatre séances d'entraînement afin de vous familiariser avec les exercices. Testez-vous ensuite une première fois et consignez vos résultats par écrit. Ils serviront de base aux comparaisons qui vous permettront de suivre vos progrès.

Test de force : variantes des exercices

➤ Tous nos exercices sont proposés avec différents niveaux de difficulté. Votre objectif devrait toujours être de passer à la variante de niveau supérieur.

➤ Pour ce test, vérifiez quelle variante des différents exercices vous êtes capable d'exécuter correctement et combien de temps vous tenez – 30, 45 ou 60 secondes ? Le résultat peut être différent pour chaque exercice.

➤ Après environ douze séances d'entraînement, contrôlez de nouveau la variante que vous parvenez à exécuter.

Test de force : nombre de répétitions

➤ Dans ce test, comptez pour chaque exercice le nombre de répétitions correctement exécutées et notez vos résultats par écrit.

➤ Répétez ce test régulièrement. Vous aurez progressé si le nombre de répétitions de la même variante d'un exercice augmente.

MENSURATIONS

Le principal objectif de la plupart des femmes et de beaucoup d'hommes est la réduction de la masse graisseuse, le développement d'une silhouette bien galbée et le renforcement du pouvoir de séduction. En prenant vos mensurations, vous pourrez facilement – et, surtout, objectivement – vérifier dans quelle mesure vous vous êtes rapproché de votre but et de la silhouette de vos rêves. Nous vous conseillons de les prendre dès maintenant. Vous établirez ainsi le point de départ de votre nouveau programme d'entraînement : maxxF. Après quelques semaines seulement, vous constaterez des changements surprenants et extrêmement motivants. Mesurez votre ventre, vos hanches, mais aussi vos bras et vos jambes avec un simple mètre ruban. Notez les mesures avec la date – et comparez-les avec les mensurations prises ultérieurement.

Le surpoids, un risque pour la santé

Le suivi régulier de notre programme associé à un rééquilibrage alimentaire vous permettra de perdre du poids. Là encore, mesurez vos progrès avec un mètre. La zone la plus épaisse du ventre, située à mi-distance entre la côte inférieure et la crête iliaque, constitue un point de mesure important. On considère

qu'il n'y a pas de risque accru pour la santé si le tour de ventre est inférieur à 80 cm pour les femmes et à 92 cm pour les hommes – au-delà, le risque augmente progressivement.
Le rapport taille-hanches joue également un rôle déterminant. Pour l'obtenir, divisez votre tour de taille par votre tour de hanche. Un rapport supérieur à 0,8 pour les femmes et à 0,9 environ pour les hommes est considéré comme critique.

LA VÉRITÉ NUE : PHOTOS OU MIROIR

Outre la transformation de votre silhouette, que vous pouvez aussi vérifier en enfilant vos pantalons ou vos jupes, ce sont les photos avant/après qui documentent le mieux les changements visuels opérés dans votre corps. Prenez ces photos de préférence toujours dans les mêmes conditions afin de mieux pouvoir les comparer. Définissez avec précision l'arrière-plan, l'éclairage, le zoom, la position et la distance par rapport à l'appareil. Notez ces détails, ainsi que la date de chaque photo. Faites-vous photographier de devant, de côté et de derrière, nu ou en sous-vêtements.

Le test du miroir

Pour vérifier l'évolution de votre silhouette de la manière la plus directe qui soit, regardez-vous dans un miroir. Observez-vous de devant et de côté. Efforcez-vous de porter un regard objectif sur vos formes. Ne soyez pas trop critique et n'accordez pas une importance excessive aux détails. Concentrez-vous sur les changements positifs. Consignez vos observations par écrit et datez-les. Répétez régulièrement le test du miroir.

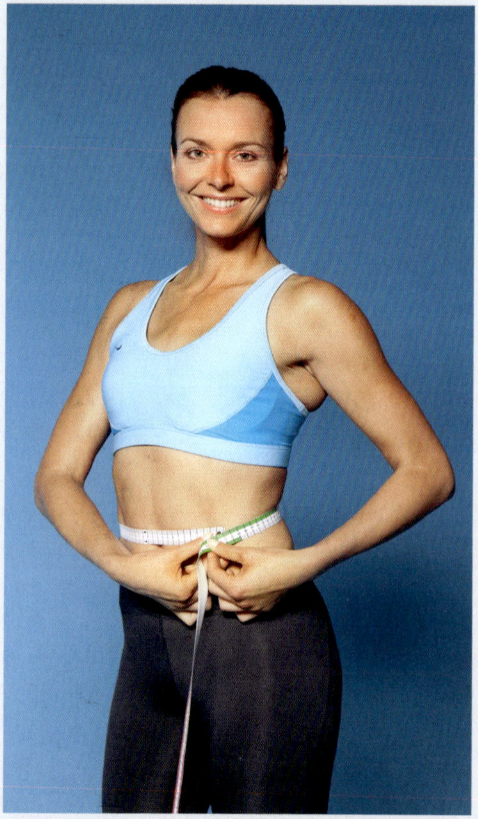

Vérifiez vos progrès à l'aide d'un mètre : cela motive !

Index

Dans la collection Énergie & Sérénité

1 livre + 1 CD ou DVD pour bénéficier des cours d'un professeur à domicile !

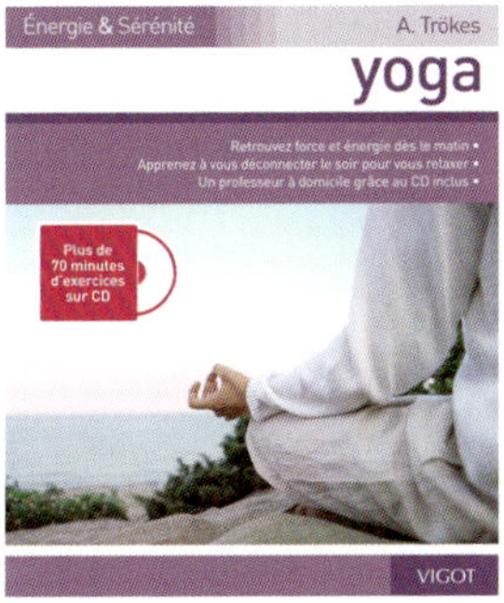

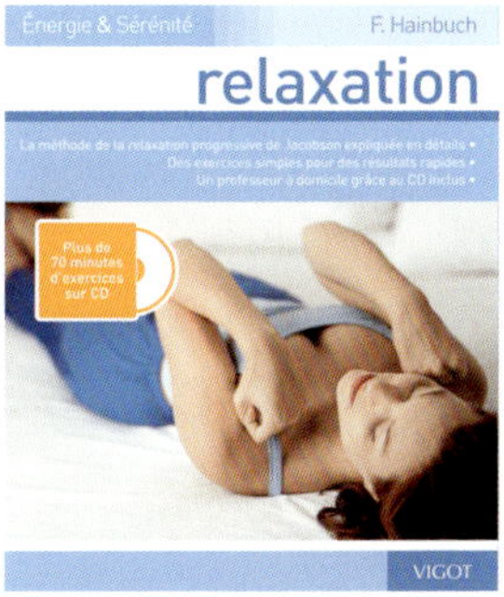

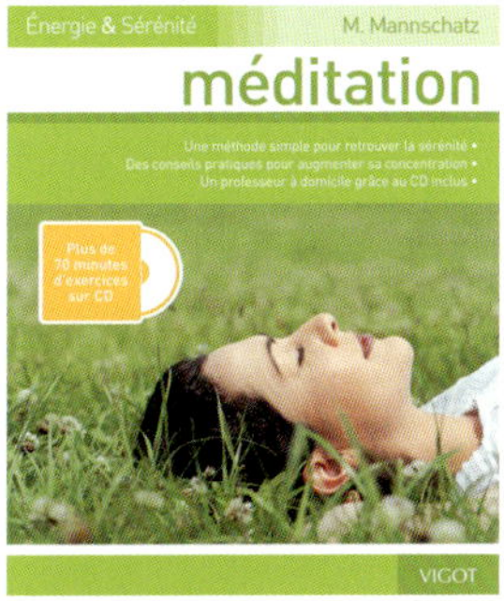

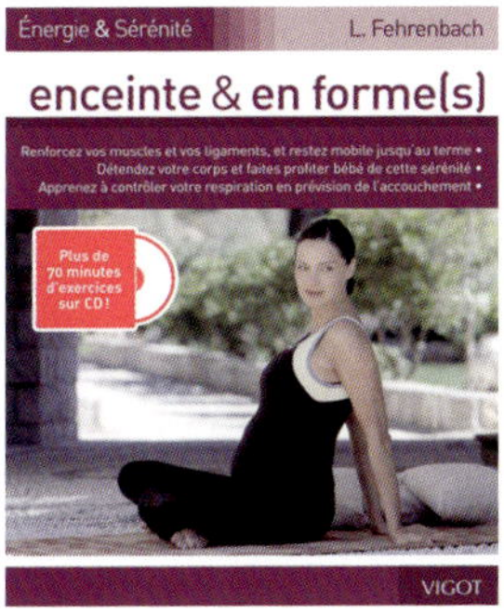

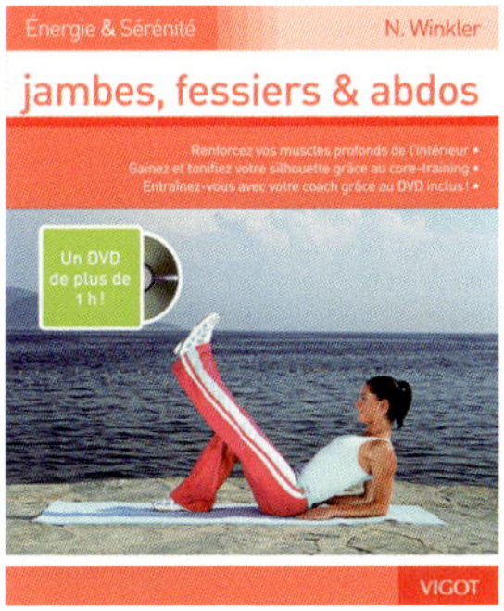

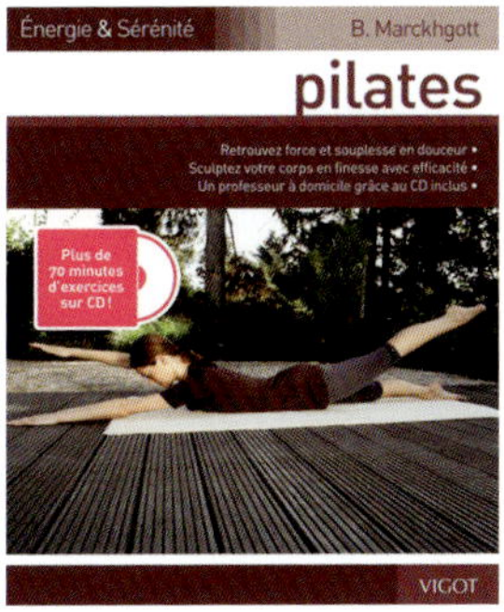

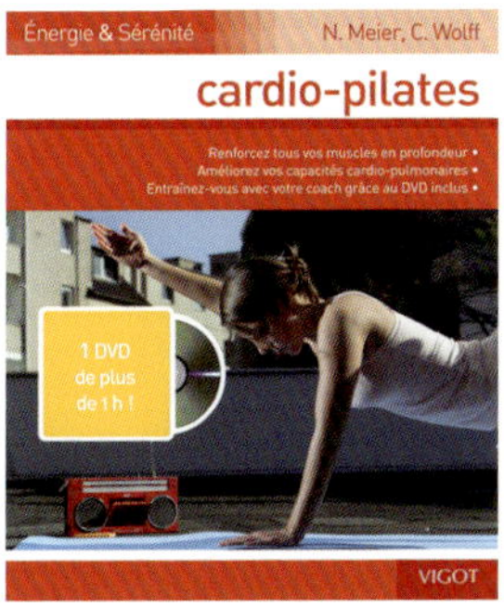

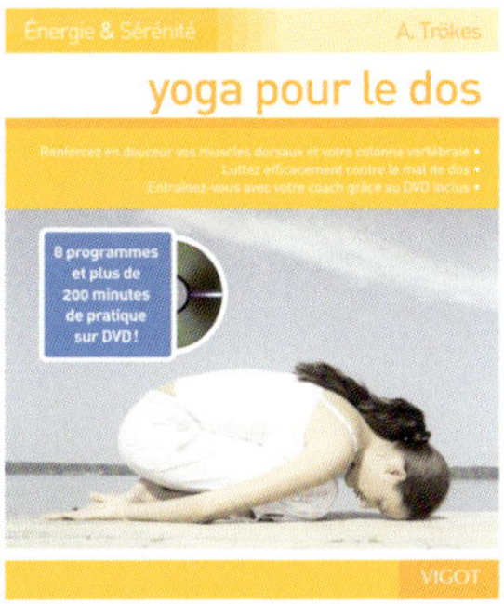

Pour retrouver votre énergie et cultiver votre sérénité, vous trouverez dans ces ouvrages :

- Les principes de base — expliqués simplement et sans détours.
- La description des exercices — précise et détaillée.
- Un professeur particulier sur le CD ou le DVD — très motivant.

VIGOT

Crédits photographiques

Kay Blaschke

DVD

Production : Cube Films Gbr, Mannheim

Voix française : Colette Sodoyez

Réalisation de la version française :
Dub Fiction, Bruxelles

Avertissement

Les conseils, informations et enseignements contenus dans le présent ouvrage et sur le DVD sont le fruit de l'expérience de l'auteur, et ils ont été soigneusement mis en pratique et vérifiés. Toutefois, l'auteur et l'éditeur avertissent qu'il appartient au lecteur de prendre ses responsabilités en matière de sécurité et de connaissance de ses limites. Ni l'auteur ni l'éditeur ne sauraient être tenus pour responsables des conséquences qui découleraient de l'utilisation du présent ouvrage et du DVD ni, bien sûr, en cas d'interprétation erronée. En cas de douleurs ou de problèmes persistants, il est toujours recommandé de consulter un médecin. Comme pour toute autre forme d'exercice, il est conseillé d'avoir l'aval de son médecin avant de commencer.

Avant de commencer les programmes et exercices de cet ouvrage et de ce DVD, veillez à ce que votre équipement soit en bon état et ne prenez aucun risque qui relèverait d'un niveau d'expérience, d'aptitude, d'entraînement ou de forme physique supérieurs aux vôtres.

Vous pouvez suivre votre programme d'entraînement chez vous avec notre DVD. Profitez des nombreux conseils qu'il renferme et restez motivé – grâce à votre entraîneur particulier et à la musique composée spécialement pour ce programme. Amusez-vous bien !

Traduit de l'allemand par Frédérique Bath M'Wom

Principe de maquette :
independent Medien-Design, Claudia Ehrl,
Claudia Hautkappe, Munich

Réalisation de l'édition française :
Patrick Leleux PAO

Couverture : modzilla!

23, rue de l'École-de-Médecine,
75006 Paris
ISBN: 978-2-7114-2128-2
Dépôt légal : janvier 2011

Achevé d'imprimer en Allemagne par Print Consult